腦中風患者的居家照護

社團法人中華民國職能治療師公會全國聯合會　主編

張理事長序

腦中風一直是國人所關心且重視的議題，有腦中風患者的家屬們，常常在照顧上需要更多的協助與支持。台灣省職能治療師公會於 2008 年曾在當時理事長楊國德老師的推動下，完成了本書《腦中風患者的居家照護》，當中彙集了多位職能治療專家的經驗，透過深入淺出的敘述，提供了腦中風患者居家照護的各種原則與方法。

在我國積極推動長期照顧相關法規與方案的同時，如何讓需要接受長照服務的患者與家屬能夠有實用的資訊相當重要。期望透過本書的推廣，除了讓腦中風患者的居家照護有完整的參考資料外，更能讓腦中風患者在復健時與家屬在照護過程中，仍能保有好的生活品質，以共同維護大家的身心健康，實為本書最大的目的。

社團法人中華民國職能治療師公會全國聯合會　理事長

張自強　謹誌

2014 年 6 月

序

提升全民健康是本會成立宗旨之一。為了具體實現此一宗旨，本會於 1999 年成立之初，便將向社會大眾介紹職能治療及宣導相關的保健衛教定為重要的工作之一。

一年前，本會在創會理事長陳瓊玲女士的推動下，委請本會文宣推廣委員會主委連淑惠女士製作了全台灣首張介紹職能治療專業的光碟及編撰了全台灣第一本介紹職能治療的大眾書籍《職能治療：跨越障礙，發揮潛能》。該書承蒙心理出版社出版，未及一年已二刷。一年後，我跟隨陳理事長的腳步，再度委請連淑惠女士製作了《腦中風患者的居家照護》（隨書附贈光碟），同樣獲心理出版社應允出版。本人對陳理事長、連女士及心理出版社的熱心推廣大眾保健衛教，深表敬佩！對本書作者們的貢獻，充滿感激！

台灣民眾對於「腦中風」並不陌生。事實上，腦中風多年來高居台灣十大死因之一。而罹患腦中風的眾多倖存者，亦遭受程度不一的後遺症所帶來的生活不便，對家屬及社會也是沉重的負擔。因此認識腦中風，了解如何預防腦中風與病後的治療及照護，值得社會大眾關注。

坊間不乏有關腦中風的書籍，本書是以居家照護為主軸說明腦中風病人的居家照護原則及方法。本書的作者包括多位從事腦中風復健的資深醫護人員，但他們不以艱深難懂的學理或術語，而以深入淺出的方式和讀者分享腦中風的醫學知識、居家照護的知能及經驗，其中還包括相關的社會資源及患者之心路歷程，極適合社會大眾、病人、家屬及復健相關科系的學生閱讀。本書的內容包括：腦中風簡介、日常生活活動訓練、居家無障礙環境、居家職能治療、知覺認知功能復健、中風患者的吞嚥問題、居家休閒生活規劃、照護者注意須知、居家護理、飲食指導、社會資源簡介及患者的心路歷程。

期盼本書能幫助你或你周遭的親友戰勝腦中風帶來的不幸與不便，重新適應健康快樂的生活。

台灣省職能治療師公會　第三屆理事長

楊國德　謹誌

2008 年 6 月

目錄

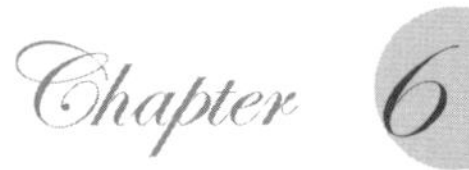
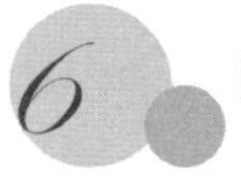

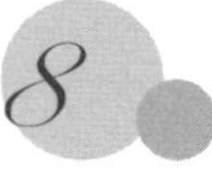

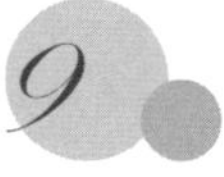

Chapter 1 腦中風簡介

中山醫學大學職能治療學系副教授　陳瓊玲

中風又名卒中，英文名是stroke，表示被強大力量打中的意思。其症狀是突然意識模糊、手腳不靈活或言語困難，因發病急驟，變化迅速，與自然界變化迅速的風邪特性相似，所以古人以風類比，名為中風。腦中風就是一般所指的腦血管意外，即突發性的腦內出血或缺血，導致腦細胞壞死，大量腦細胞壞死，腦功能便發生障礙。

腦中風多年來位居台灣十大死因之第二位，僅次於惡性腫瘤。依據台灣地區腦中風發生率的研究，三十五歲以上人口的發生率約為千分之三，平均每年約有三萬人發生腦中風，每年死亡人數約一萬三千人，台灣地區罹患腦中風有神經後遺症而生存者約十六萬人。因此，認識腦中風，了解如何預防腦中風及腦中風後妥善的治療與照護為重要的課題。

一、腦中風的分類

腦中風可以分缺血性腦中風及出血性腦中風。缺血性腦中風因動脈的血流阻塞不通或血流量不足所引起的腦細胞壞死造成，包括血栓性腦梗塞、栓子性腦梗塞及暫時性腦缺血。出血性腦中風因腦血管破裂造成，包括腦內血管出血及蜘蛛網膜下腔出血。

腦中風以缺血性腦中風最常見，約占全部中風 80 %，因腦血管動脈硬化，使血管腔變窄，產生血栓，造成腦部缺氧性壞死（稱為血栓性腦梗塞），或由腦部以外的地方（心臟最多）來的栓子堵塞腦血管，而導致腦部缺血壞死（稱為栓子性腦梗塞）。暫時性腦缺血是到腦部的某條血管暫時阻塞，造成該血管所灌流的腦部組織短暫缺血，因而產生局部神經症狀。這些症狀與腦中風相同，只是暫時性腦缺血的症狀在二十四小時內會完全恢復。暫時性腦缺血發作因症狀很快消失而常被忽略，但它是發生嚴重腦梗塞的前兆，所以臨床醫師及病人都應提高警覺，及時治療以預防嚴重腦中風。

出血性腦中風約占全部腦中風 20 %，通常是腦血管破裂出血，出血位置發生於腦內或蜘蛛網膜下腔。高血壓病人若合併動脈硬化時，腦血管就容易破裂而出血，因長期高血壓會導致小動脈變性，產生細小動脈瘤破裂而出血。有些因為先天性腦內血管的動靜脈畸形破裂而引起的，其腦動脈不經過微血管而直接貫入靜脈，因此在病灶處形成一團動靜脈曲張的血管瘤，常見於較年輕的患者。有些因血管動脈瘤破裂而引起，動脈瘤成因多半是先天性的動脈壁缺陷造成，常見於腦動脈分叉部位。腦內出血好發於大腦的基底核、視丘、腦幹及小腦等處，部位不同症狀也不同。蜘蛛網膜下腔出血患者會有突發性的劇烈頭痛、頸部僵硬，常伴隨嘔吐，有時會陷入意識昏迷，是神經急症。

二、腦中風造成的症狀及併發症

㈠腦中風症狀

腦中風的症狀會因為腦血管梗塞或出血造成受損部位的不同，而出現不同的症狀，一般之症狀為單側癱瘓、手腳發麻、嘴歪、眼斜、口齒不清晰及走路不穩等。此外，左側腦血管病變易造成失語症或智力退化。右側腦血管病變易造成一側偏盲，即一側視野缺損，或視知覺障礙、單側忽略、衝動行為等。腦幹血管病變者容易產生之症狀包括兩側臉部或手腳麻木、四肢癱瘓、意識障礙、吞嚥困難、暈眩、複視及平衡異常等。以下針對腦中風之症狀做說明：

1. 頭痛：是腦出血常見症狀，與出血部位同側，最具特徵之頭痛發生在蜘蛛網膜下腔出血，此種頭痛突發而劇烈。
2. 意識障礙：腦中風引起之意識障礙是逐漸發生的，很少一發作即陷入昏迷，患者有意識障礙顯示是較大的腦出血或腦梗塞。
3. 眩暈與嘔吐：腦中風發作時有明顯的眩暈與嘔吐，表示病變在小腦或腦幹，常見的為小腦出血、橋腦出血。
4. 單側癱瘓：為腦中風最常見的症狀，右大腦血管病變造成左側偏癱，左大腦血管病變造成右側偏癱。患者單側肢體喪失自主控制能力，呈現軟弱無力、痙攣僵硬或不自主顫抖現象，癱瘓程度因血管阻塞大小而有不同。
5. 感覺喪失或異常：患者無法感受觸覺、痛覺及溫覺，或對疼痛、冷熱特別敏感，有些患者本體感覺也異常，喪失對關節動作之位置及運動覺，無法在不看的情形下知道肢體的位置及動作。
6. 視覺障礙：腦中風侵犯大腦枕葉引起偏盲，即視野變小，半側看不到。視覺障礙還包括眼睛肌肉失調，無法上下左右轉動或眼震、眼球歪斜、偏向，影像重疊出現複視現象等。
7. 知覺障礙：包括辨識不能、單側忽略、空間概念異常、失用症及身體圖像辨識異常等。辨識不能指患者無法辨認熟悉的物品，如牙刷、梳子等。單側忽略指患者無法接收及回應一側的訊息或刺激，如患者頭一直轉向健側、走路會撞到一側的物體、吃飯時一側的食物沒有吃等。空間概念異常包括無法辨識主題背景、左右不分、喪失深度知覺及無法辨識物體在空間的位置等。失用症指患者肢體沒有運動或感覺障礙，卻無法做出有目的或精細動作表現。

8. 認知障礙：指注意力、記憶力、定向感、判斷力、邏輯思考、解決問題等能力降低，因此影響患者的學習能力。
9. 語言障礙：包括構音困難及失語症。腦幹中風通常造成構音困難，即單純的發音不清楚。而失語症則指患者無法說話或閱讀、理解口語或文字等，因此與人溝通有困難。其中，感受性失語症是患者無法聽懂我們所說的話，但是會不斷的重複、保留我們的話。表達性失語症是患者可以聽懂別人所講的話，但沒有辦法講出話來或回答問話。傳導性失語症是患者說話平順流暢，但措詞不當、語無倫次，無法與人對談。命名失語症是患者可以知道東西的用途，卻說不出東西的名稱。全面性失語症則總合了四種失語症之症狀。
10. 吞嚥困難：患者因支配吞嚥步驟所涵蓋的肌肉或神經發生問題，而造成吞嚥困難，在進行吞嚥時較容易引起咳嗽或嗆到。
11. 運動失調、步態不穩：患者無法產生適當力量、距離、平滑有韻律之協調性動作，且平衡失常走路不穩。
12. 大小便失禁：患者無法控制大小便，容易造成皮膚濕疹、皮膚炎及褥瘡等問題。
13. 情緒障礙：患者情緒失控，表現出不適當的哭或笑，有時又哭又笑。情緒障礙還包括缺乏動機、憂鬱沮喪、焦慮不安等。有些患者人格改變，如原本是溫和的個性，突然變得暴戾、攻擊性。

㈡腦中風併發症

前面所述症狀無法靠藥物治癒，但及早進行復健可以改善症狀，且減少併發症的產生。腦中風後之併發症包括以下幾點：

1. 壓瘡：因臥床無法翻身，臀部、腳跟、肩膀等在長期壓迫之下會造成潰爛。因大小便失禁及局部透氣不良（如穿紙尿褲），易使局部濕度升高。皮膚浸潤過度時，組織變得鬆軟而脆弱，容易造成褥瘡。
2. 肩關節疼痛、半脫臼：因自律神經的失調，造成患側上肢紅腫熱痛之肩手症候群。癱軟無力的肌肉，無法拉住肱骨頭，而呈半脫位狀態。
3. 關節攣縮變形：因肢體癱瘓或肌肉痙攣無法動作，若沒有給予適當之被動關節運動，則易造成關節攣縮變形。
4. 吸入性肺炎：因意識障礙、嘔吐、吞嚥困難可能造成吸入性肺炎或營養不良。
5. 泌尿道感染：因排尿發生困難或者解不乾淨，尿液累積在膀胱內引起細菌感染發炎。
6. 意外傷害、跌倒骨折：因行動不便、步態不穩容易造成意外傷害、跌倒骨折。
7. 憂鬱症：額葉及顳葉部位的中風最容易發生憂鬱症，此外，肢體殘障愈嚴重，家庭及社會的支持力量不足者愈易發生憂鬱症。
8. 便祕：因長期臥床缺乏運動、攝取水分纖維質不足而易造成便祕。

三、腦中風的預後

暫時性腦缺血的症狀在二十四小時內會完全恢復，但很可能是腦中風（腦梗塞）的前兆。由暫時性腦缺血變成腦梗塞的機率各家研究有所不同，一般而言，約有三分之一的人演變為腦中風。就死亡率而言，出血性中風死亡率約 25 ％、缺血性中風死亡率小於 10 ％。

腦中風之恢復可分為內在神經恢復及適應性功能恢復，神經恢復使患者癱瘓之肢體動作功能增進，而適應性功能恢復因治療訓練的成果使個案可以執行有意義的活動及參與其角色任務。一般說來，中風後三至六個月內為快速恢復期，腦中風類型（缺血性或出血性）、腦部損傷的位置、損傷的區域大小及受損側會影響到腦中風的嚴重程度、臨床症狀及預後。此外，高齡及患者是否罹患其他疾病或意外傷害（例如高血壓、心臟病、糖尿病、慢性阻塞性肺疾、關節炎、骨質疏鬆、骨折等）及腦中風後的意識程度、動機、認知能力、學習能力及是否有知覺問題（如同側偏盲、單側忽略、視覺—空間障礙等），甚至情緒、家人支持程度及是否持續接受復健治療都會影響恢復成果。

有研究指出約七成腦中風患者會有不同程度之上肢功能異常，僅一成五可完全恢復，但約五成患者腦中風六個月後在自我照顧上可以獨立。下肢功能經訓練後，八成患者可以獨立行走。

四、腦中風的預防

現代醫學強調預防勝於治療，因此維護健康以預防腦中風為最根本且重要的。而健康的維護在具備正確的觀念，了解腦中風的危險因子及控制方法，且必須將這些促進健康的方法融入日常作息中身體力行。

腦中風的危險因子包括無法改變的危險因子及經由醫療或生活型態可改變的危險因子。無法改變的因子如年齡（男性大於四十五歲，女性大於五十五歲）、性別（男性腦中風機率較女性為高）、種族與遺傳（家族男性五十五歲，女性六十五歲前發生心肌梗塞或猝死者）。可改變的因子包括疾病如高血壓、糖尿病、動脈硬化、心臟病、高血脂症等及不良的生活方式如壓力大、飲食不正常、缺乏運動、抽菸、酗酒等。因此預防中風以控制這些可改變的危險因子為主，以下為預防腦中風之方法：

1. 定期做健康檢查，監測血壓、血糖及血膽固醇的值。
2. 高血壓、糖尿病、高血脂症及心臟患者者應定期就醫，遵照醫生指示接受治療與控制。
3. 均衡飲食，以低糖、低鹽、低油及高纖為原則。定時定量、多吃蔬菜及補充水分，少吃油炸、油煎或油酥的食物及高油脂與高膽固醇食物。
4. 控制體重，避免肥胖。
5. 規律運動，每週做三至五次，每次持續三十分鐘以上之有氧運動。
6. 戒菸戒酒，少乾杯喝酒，拒絕吸菸。
7. 妥善照顧生活，冬天保暖，減少夜間小便次數。
8. 多喝水、多攝取纖維質蔬果及適度運動以預防便祕。
9. 保持情緒穩定，適時調解壓力，常常保持笑容與活力。不要太過於緊張、焦慮，切勿過勞、操心、憤怒。
10. 認識並注意早期的腦中風徵兆，若不幸發生時應儘快就醫。例如突如其來單側肢體的虛弱或麻木、理解語言或運用文字有困難、劇烈頭痛、失去平衡、吞嚥困難、眩暈或出現視力問題。當發覺這些異狀時，必須立即向人求救，或撥打 119。

一旦不幸罹患了腦中風，將會為個人、家庭及社會帶來莫大的損失及負擔。此時最重要的是儘快就醫，爭取黃金醫療時間，減少腦部受傷的範圍。之後，則積極的復健，使腦中風造成的後遺症降至最低，預防併發症的產生並發揮最大的生活功能。日常生活上應嚴加控制腦中風的危險因子，以防再度發生腦中風。

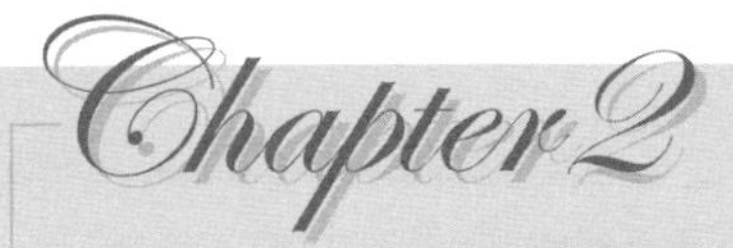

日常生活活動訓練

輔仁大學職能治療學系兼任講師　葉蘭蓀

日常生活活動是維持生命基本角色很重要的一環。對一個中風患者而言，很重要的是獨立、自主和尊嚴。因此，職能治療師協助教導患者完成生活自理，前提即是患者願意盡一己最大之力以處理自己的各項需求。

日常生活活動一般可分為基本日常生活活動和工具性日常生活活動兩大項。前者是指自我照顧的活動，包括進食、穿脫衣物、漱洗、沐浴、如廁及移位等。除了基本日常生活功能，生活要獨立，還得加上工具性日常功能。這是指須與物理性及社交環境更多互動的事情，如醫療處理、家中清潔、財務、購物、社交、休閒娛樂等。由於每個人的價值觀及做事方式會受到個性及文化等因素影響，因此，工具性日常生活活動的項目個別差異性極大。所需能力也不如基本日常生活活動般有固定的難易順序。

大多數的患者過了急性期，生命狀況穩定時就可以接受職能治療。然而，中風後復原期可長達半年或一年，患者在出院後及漸漸進入慢性期時，往往得在住家或安養中心與醫院間舟車往返。甚至，有為數不少的患者，出院後受限於交通、時間或經濟等因素無法繼續接受職能治療。亦即離開病房後，考驗才真正開始。這是一連串痛苦漫長的過程，患者、家人及親友間的互動及調適比疾病本身更重要。若沒有足夠的支持系統，患者很容易喪失鬥志，甚至因資源及環境變差，整體功能反而退步。

一、協助患者從事對其有意義之活動

中風後的復原期有所謂的六個月治療黃金期，但不代表功能可以完全恢復，中風時腦傷的部位及大小實已決定復原之大半預後情形。因此，如果腦傷不嚴重，動作知覺等各方面可以矯治，並不太需要特別教導如何從事日常活動。但如受損嚴重或患者急於自主獨立，以職能為目的就有其積極治療意義，也就是協助患者學習對其個人有意義之日常活動。

患者如無法重建病前習慣，可用代償策略。在內在代償技巧上，患者利用仍保有的正常認知功能，如口述記憶步驟；或者，利用外在代償技巧，即使用輔助工具，如穿衣步驟圖片。照顧者循序漸進協助患者重複練習，以建立適當生活習慣及日常作息，感受功能正常之角色及生活意義。

二、如何有效教導患者

㈠有效教導之基本條件

1. 引導患者主動學習的動機：職能治療強調患者主動參與的學習過程，能有動機才有進步的可能。而動機又植基於個人價值觀，任何旁人均應尊重患者之價值觀。如果其表現與照顧者期待落差太大，或已造成雙方壓力及衝突，最好尋求外援，如職能治療師、社工人員、心理師等專業人員，或者鄰、里長等就近社會資源。

2. 排除無法學習的能力障礙：除了學習動機，有些較嚴重患者會有其他阻礙因素，如嚴重短期記憶力喪失、聽理解力喪失或人、地辨識力缺失等。這些情形均會嚴重阻礙日常生活的學習，家屬宜有心理準備，這類患者目前宜以照顧為主，待其能力進步時再尋求職能治療重新評估。

其他阻滯學習狀況包括憂鬱症、焦慮、疼痛、不同語言及文盲。憂鬱症如得用藥方能改善，應積極就醫。針對焦慮，初期可以先選擇低挑戰性活動，並多加正面鼓勵。至於不識字者，如學習力較弱，除了簡化內容，以患者習慣之語詞溝通，也可輔以手勢、動作教導。

㈡有效教導之步驟

1. 確認患者之程度：透過實際操作，確認患者可以獨立執行的項目，並合併考量其技巧及安全。
2. 建立適當學習目標：找出患者須學習的項目和他設定的目標。目標宜明確可執行，例如「於五分鐘內獨立完成刷牙」。
3. 選擇適切教導技巧：選擇與目的相符合之有效媒介，例如練習單手穿衣服，得先確認患者理解目的，讓他自己先試一次，如仍無法獨立，再依照其可看懂的速度動作示範，最後要再求患者重複一次。

此外，一開始學習要從較簡單項目著手，步驟盡量明確結構化，以提高成功機會，降低挫折感。例如「吃飯」可先由較不易掉落的黏稠食物開始，之後才改用麵條等較難食物。

4. 因材施教：依照患者個別能力選擇治療媒介，如輕微中風且智力正常可用討論、書面資料或直接口述教導。對文盲而言，書面資料得以圖片為之。此外，鼓勵並尊重患者自己解決問題的方法和思考模式，有很多方法往往是教導者與患者共同合作的創意。

教導時可以利用一些行為制約手法，如將活動拆解成多個步驟、給予口語指令或動作提示、完成時馬上給予鼓勵等。口令簡短明確，前後一致。

此外，中風患者在不熟悉環境中未必能自己解決問題，因此照顧者仍得注意各種危險狀況，如使用較尖銳刀叉或站起來拉褲子的動作。

教導嚴重但仍有學習力的患者可利用倒退連結的技巧，亦即利用前一步驟作為後一步驟之引導，這常用在學習穿脫衣服。教導者先協助完成前面的步驟，只留最後一個步驟要求患者執行；當其可完成最後步驟時，可獲得一些成就感；接著要求完成最後二個步驟，並重複至其可獨立完成整個穿衣過程為止。由於較嚴重患者進步必然很慢，照顧者宜有心理準備並督促患者多加練習。

左右腦傷患者會有不同的學習潛能。一般而言，左腦傷合併右側偏癱者易有語言障礙，可以實際動作或圖片示範學習。左側偏癱則易有空間障礙，多數可用口語指令學習。

5. 安排適當練習時程表：動作學習得靠不斷重複練習。靈活變化的豐富內容（random practice）會比重複練習一成不變的項目（blocked practice）效果好。例如交替練習不同袖長、鬆緊度、厚薄、大小的衣服，或在不同地點環境或不同椅高等多樣情境演練。
6. 在表現好的時候給予適當回饋：加油式的回饋，如「再試一下」、「很棒」等詞語會有些效果，但明確且立即指出對或錯處會更容易達到學習目的。正確完成時，患者如不清楚已成功，務必告知結果。

7. 選擇適當時地測驗患者學習效果。
8. 討論目標、進度、教導策略以便修正。

三、日常生活活動各種問題之學習策略

以下將依據中風造成的各個問題類型說明其學習策略。許多患者會合併多種問題，可參考各個部分整合運用。一般而言，基本日常生活活動有固定的難易順序，工具性日常生活活動的項目則個別差異性很大，因此，以下只提及一些代表性項目。

患者如無法重建病前習慣，可使用代償策略。代償策略中之輔助工具，在本文中只概略性描述，如欲進一步了解，讀者可另查閱後面幾個相關章節。此外，文中提到的方法絕非絕對或唯一之方法，這只是引導可能的思考方向。

㈠肌肉力量不足

中風患者的肢體動作如仍有進步空間或不願使用相對好手，可以利用進食、穿衣等日常生活做練習，並盡量以發病前習慣的方式進行，以促進動作恢復。也可以利用一些輔助器具，以達到生活獨立的目標。相關練習請參考第四章。

㈡無法使用單側肢體

中風患者如果單手動作確定無法復原至理想程度，生活中許多事得重新學習，以功能為考量，調整做事方式。

1. 進食

盤旁可加上固定圈，也可選購加高圍邊的盤子，以防止食物被撥出盤外（圖 2-1）。碗盤放在濕毛巾或止滑墊上防止滑動。如果患

者必須以非慣用手拿餐具，筷子可買現成固定式練習用筷子，或如由職能治療師製作的改裝筷子。湯匙及叉子一般可容易學會使用（圖 2-2）。

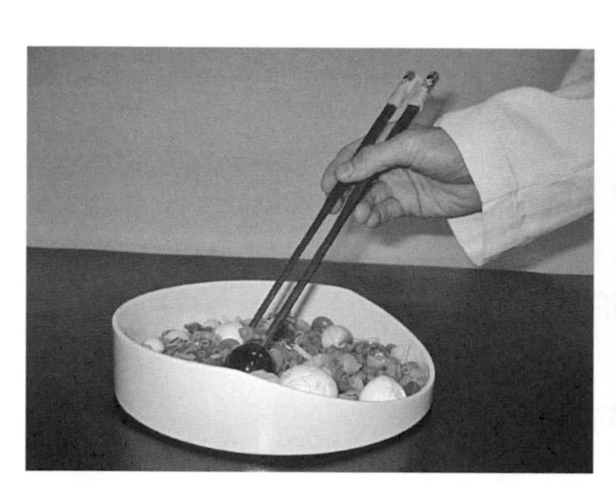
圖 2-1

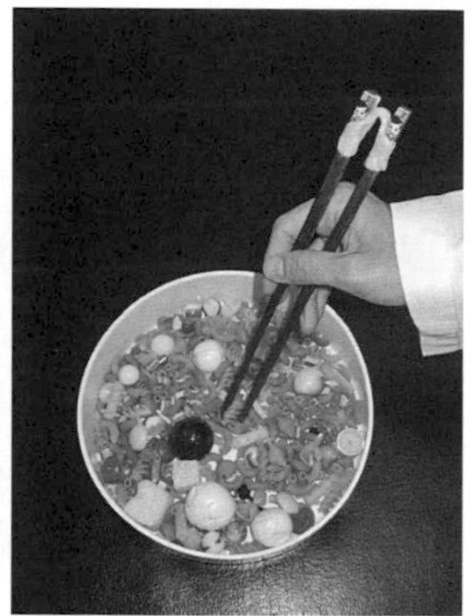
圖 2-2

2. 整理個人儀容

主要障礙發生在健側肢體的照護及必須雙手同時操作的活動。清潔好手的指甲可摩擦固定之尖銳物品，如下方有固定吸盤的刷子。剪患側指甲可利用固定在板上的指甲剪；好手的指甲最好常常以固定好的金剛砂磨刀處理，以免必須修剪。

刷洗假牙也可以如法炮製，如用固定在洗臉槽塞子上的刷子刷洗。使用電動刮鬍刀代替傳統的刀片。

3. 大小便

馬桶兩側均須加裝扶手，以方便起坐轉位，勿抓握衛生紙固定架或洗臉槽以免危險。坐式馬桶較蹲式馬桶安全。衛生紙要放在健側伸手可及處。此外，圓筒式衛生紙須將紙張拉斷才能使用，因此，宜使用抽取式衛生紙。使用衛生棉應選擇容易打開外包裝及背膠的品牌。

調整衣褲的位置比較麻煩，因為這在正常人是雙手共同執行。患者上廁所脫褲子以後可將患側手放褲子口袋，使之不會掉下去太多。穿著洋裝或裙子如廁時，裙襬拉起後可將裙邊夾放在患手及軀幹間，再脫內褲至膝蓋才坐下如廁。也可將裙子繞身體固定，以方便抓握扶手。若身體平衡不好，最好患側靠牆執行這些動作。

4.穿脫衣物

先決條件及一般原則：除了認知知覺能力，在動作上得先有三個基本條件才比較可能成功穿脫衣物，首先，手須碰得到雙腳腳趾；其次，動態坐姿平衡時的耐力必須很好，或者是不扶物品站立可維持至少十秒鐘；最後，坐姿下彎身向前時仍可維持平衡。一般而言，患側肢體先穿，再穿健側手腳，脫衣順序則完全顛倒。無論男女，比較難的項目是將褲子拉上及穿患側鞋子。

利用過肩法穿脫前開釦衣服及外套：有的患者以過肩穿衣法學習效果較好，特別是患側手仍有部分動作，也可以自己將手放入袖子內者。步驟如下：

(1)患者坐著，找到領子，將衣服抖一抖攤開。

(2)將衣服以穿好的方向放在大腿上，標籤面上，領子在腹前，其他部分攤平放在膝蓋上。示範者為左側肢體偏癱（圖 2-3）。

(3)好手協助將患側手臂放入袖洞（圖 2-4）。

(4)將袖子向上拉高超過手肘位置，如拉不夠高，後續步驟時手會滑下去（圖 2-5）。

(5)找到離健側最近的衣領並握緊，身體略向前傾斜，用力將整件衣服向上拉並向後甩至患側背後（圖 2-6）。

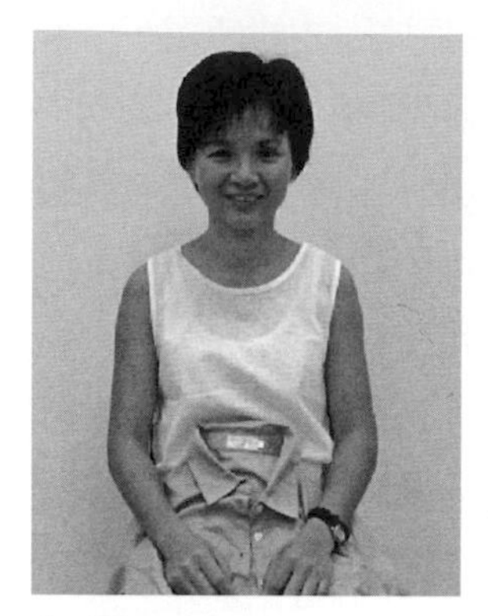
圖 2-3

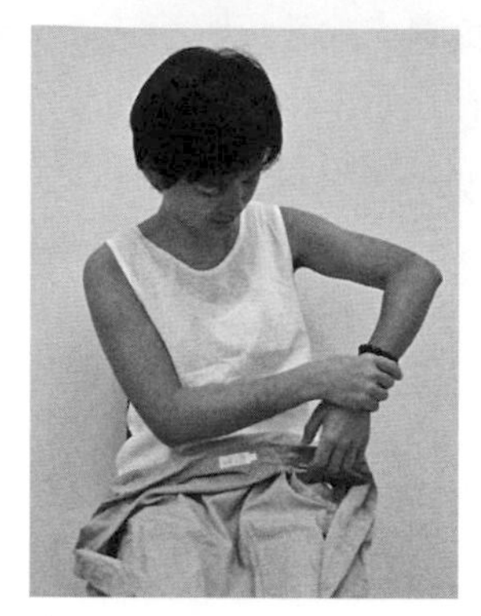
圖 2-4

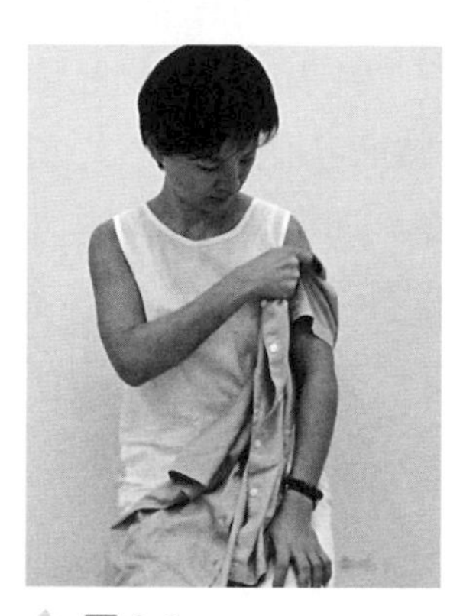
圖 2-5

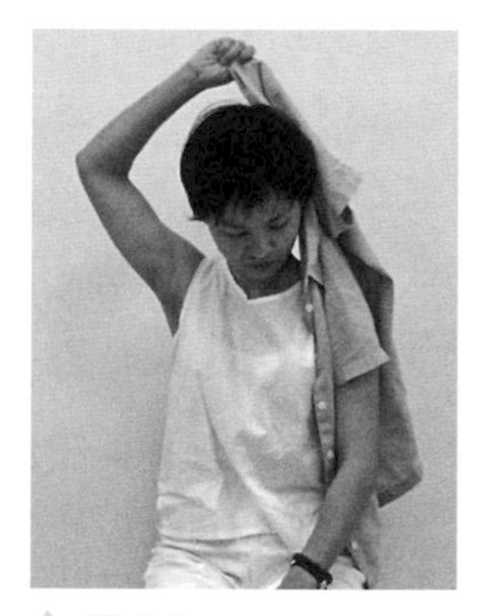
圖 2-6

⑹衣服拉向健側，好手沿衣服內面找到袖洞，手臂向上向外穿好袖子；調整衣服使之平整，袖子轉平順（圖 2-7）。

⑺找釦子及對應的釦孔，由下往上的順序扣好釦子即完成穿衣活動。釦子也可以改裝，以較方便穿脫的黏扣帶代替原功能。亦即將原來的釦孔縫死，釦子拆下來縫在釦孔上，再分別縫上黏扣帶之毛面及鉤面（圖 2-8）。

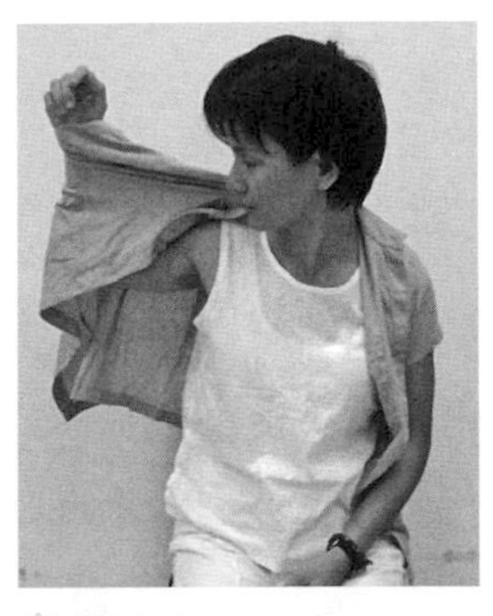

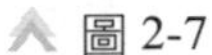
圖 2-7

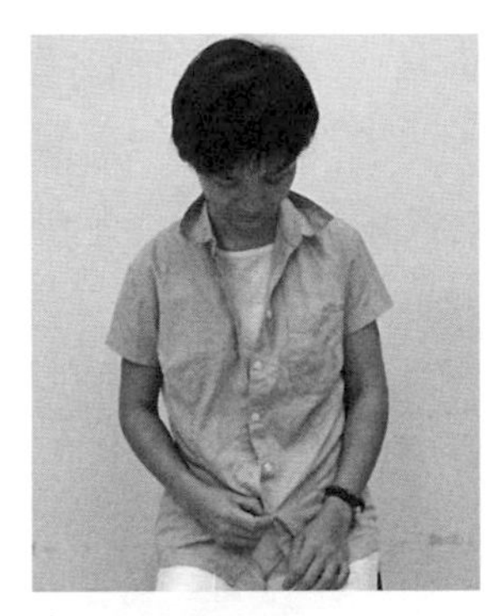

圖 2-8

⑻脫衣服時先脫釦子，患側衣領推至肩後，好手抓緊健側衣前緣，並用力脫下健側袖子，過程中可用健側大腿協助固定脫下的衣服，最後脫患側袖子。

利用過頭法穿脫前開釦衣服：對於有感覺損傷及認知知覺障礙患者而言，這個方法較容易學，但比較難穿外套及前開釦洋裝。步驟如下：

⑴患者坐著，衣服以穿好的方向放在大腿上，標籤面上，領子在腹前，其他部分攤平在膝蓋上（圖 2-9）。

⑵好手協助將患手放入袖洞（圖 2-10）。

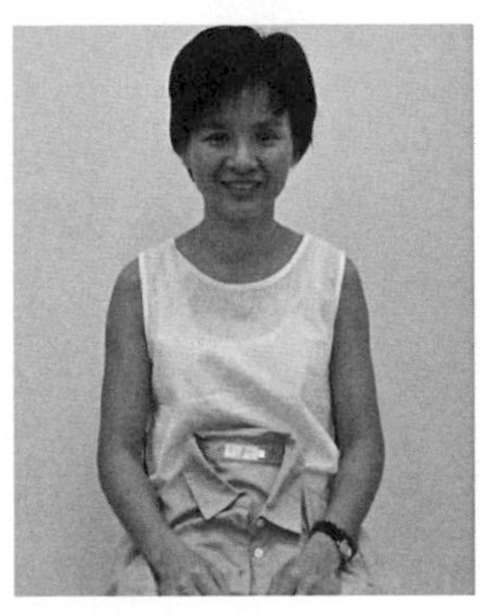

圖 2-9

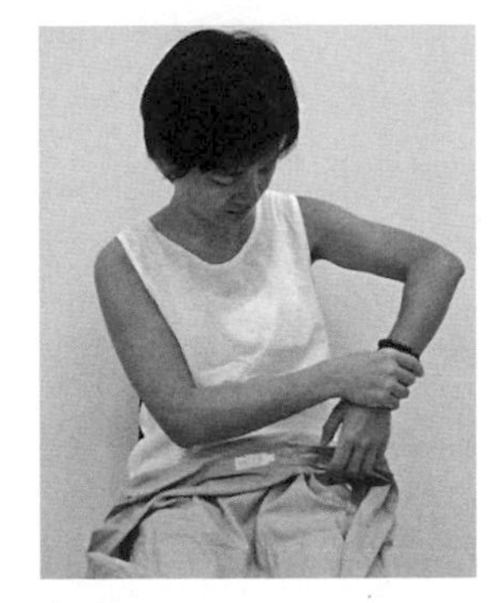

圖 2-10

⑶袖子向上拉高至手肘位置。

⑷好手伸入袖洞裡，手臂抬高穿過整個袖子（圖 2-11）。

⑸由衣服下緣向領子方向匯整衣服的後背部分（圖 2-12）。

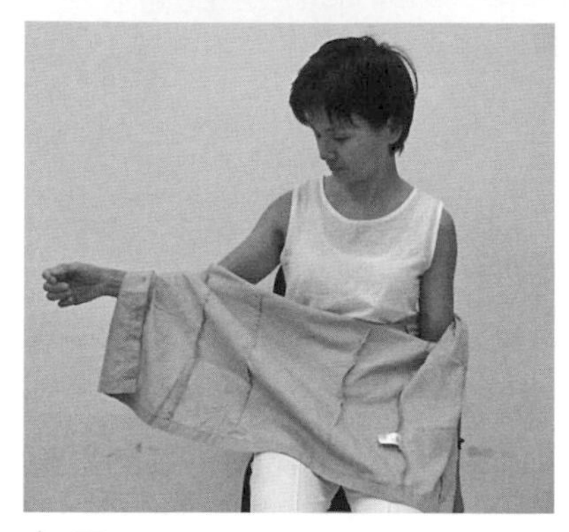

圖 2-11

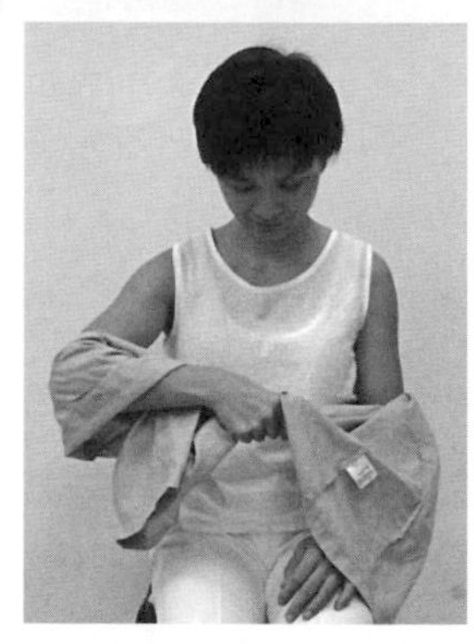

圖 2-12

⑹身體向前傾斜，握緊剛剛收集的衣服，向上拉至頭後方（圖 2-13）。

⑺身體前傾，將後背的衣服向下拉，一邊調整雙肩袖子使之平整（圖 2-14）。

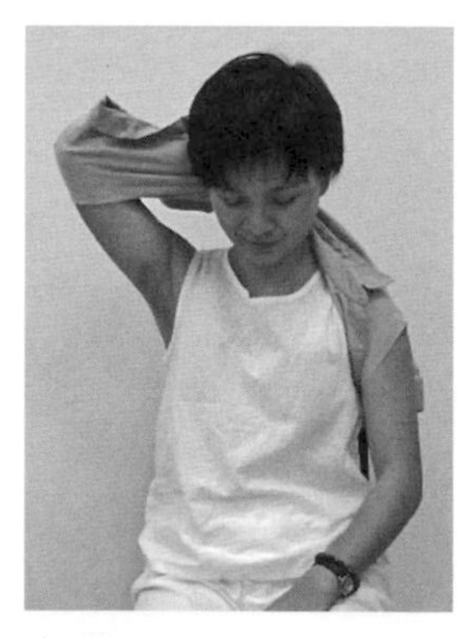

圖 2-13

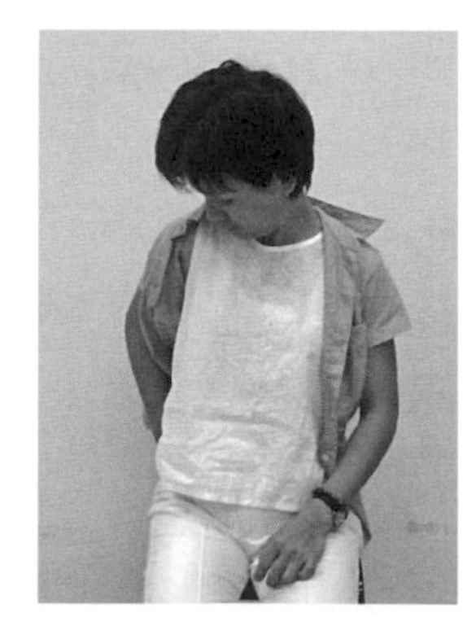

圖 2-14

⑻找釦子及對應的釦孔，由下往上的順序扣好釦子即完成（圖2-15）。

⑼脫衣服時先脫釦子，身體前傾，再用好手自脖子後方將衣服漸次拉向上。接著抓緊衣服用力向上向前拉，同時頭向下使衣服拉至面前，再脫患側袖子，最後脫健側袖子。

穿脫套頭衣服或洋裝的步驟：

⑴患者坐著，將衣服平鋪在大腿上，衣服下緣朝患者鼠蹊部，標籤面朝下（圖2-16）。

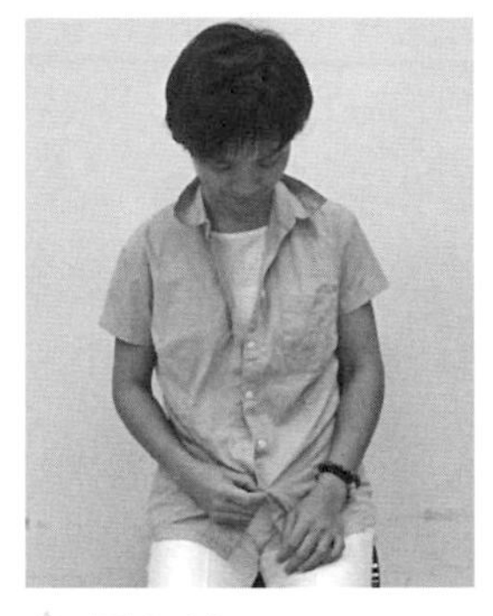
圖2-15

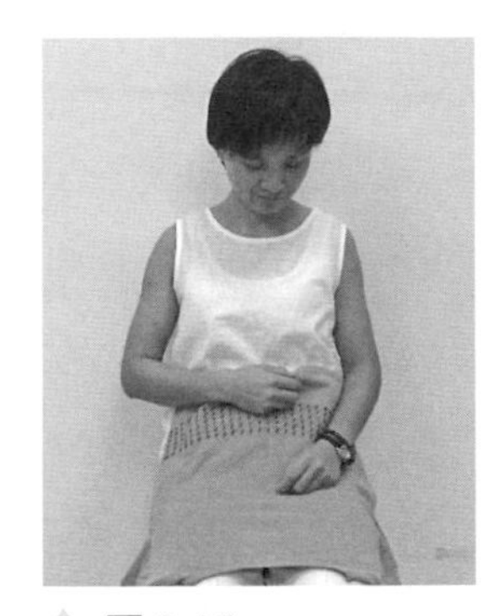
圖2-16

⑵抓住衣服背側下緣，將背側布抓釦捲至患側袖子處（圖2-17）。

⑶將抓出的手臂袖洞放在患側大腿上，並盡可能撐大袖洞（圖2-18）。

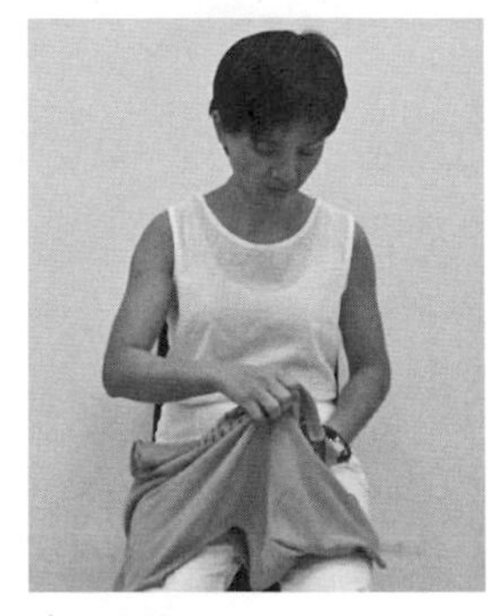
圖2-17

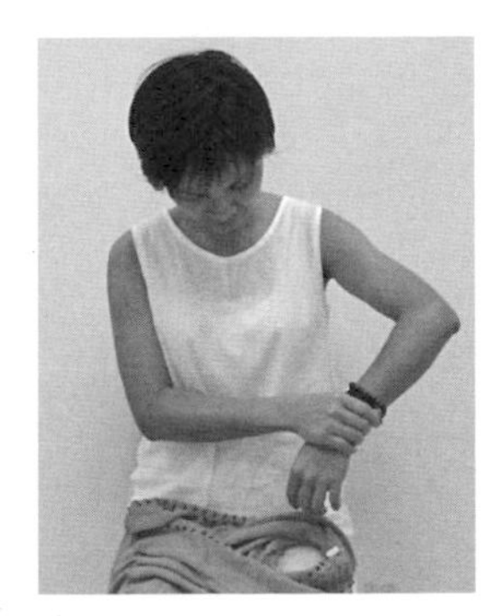
圖2-18

⑷好手協助將患側手放入袖洞裡，袖子向上拉高於手肘位置（圖2-19）。

⑸好手伸入袖洞裡，手臂抬高穿過袖子（圖2-20）。

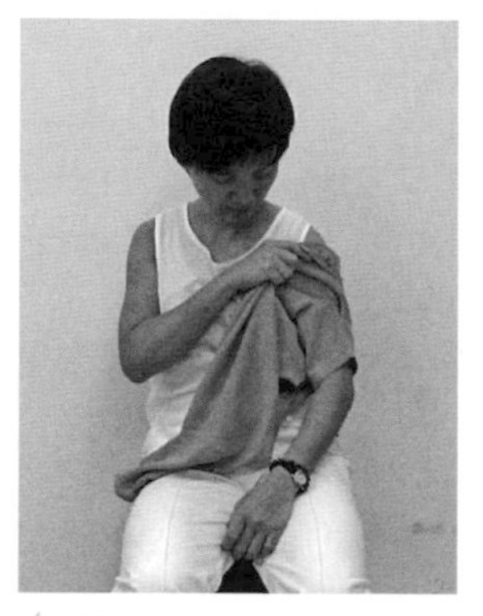
圖 2-19

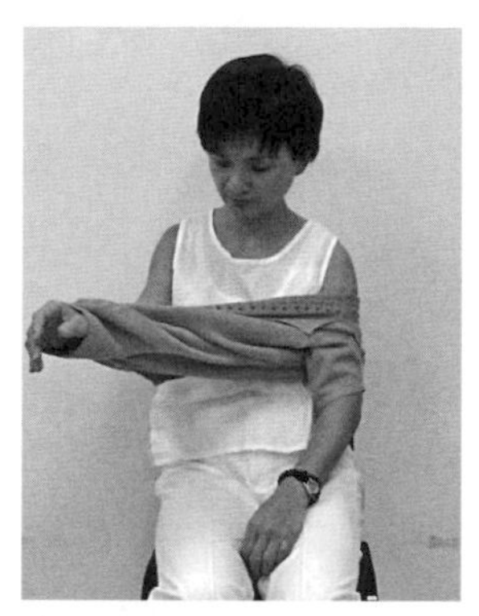
圖 2-20

⑹握住整個衣服背面，身體微前傾，將衣服套穿頭部（圖2-21）。

⑺調整衣服至適當位置即可完成穿衣活動（圖2-22、2-23）。

⑻脫衣服有兩種方法，第一種是由脖子後方沿衣領拉握整個衣服背

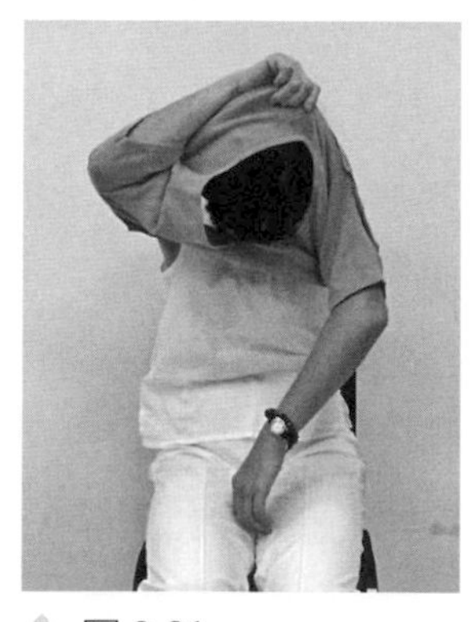
圖 2-21

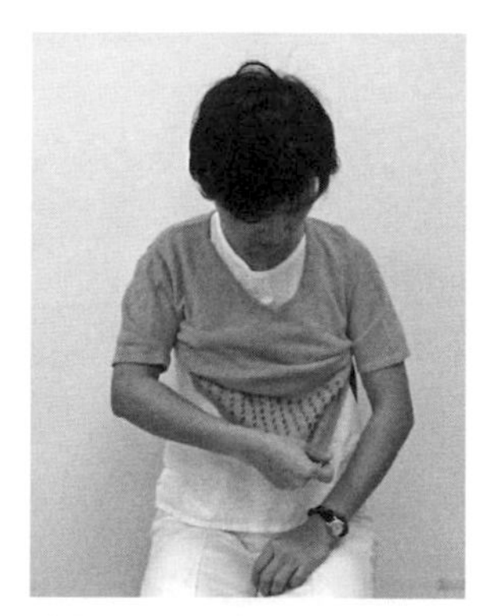
圖 2-22

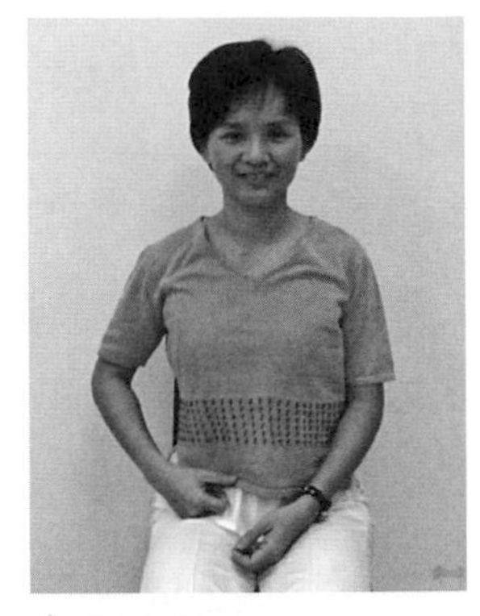
圖 2-23

面，向上用力拉使頭移出衣服外；第二種是拉住衣服健側下緣，好手手臂靠壓衣服同時向上舉，再拉整個衣服背面使頭移至衣服外。

⑼接著脫雙邊袖子即可。

穿脫褲子及褲襪的步驟：

⑴患者坐著，如坐在輪椅上，務必先煞車，固定好輪椅位置，並將腳踏板推上去或轉開。

⑵好手抓握患側腳踝或小腿肚，抬起並翹腳放在健側腿上（圖2-24、2-25）。若平衡能力較差或患側腳不易翹腳，健側腳先跨越身體中線，靠踩在患側腳邊，使之較平衡且容易翹腳（圖2-26）。

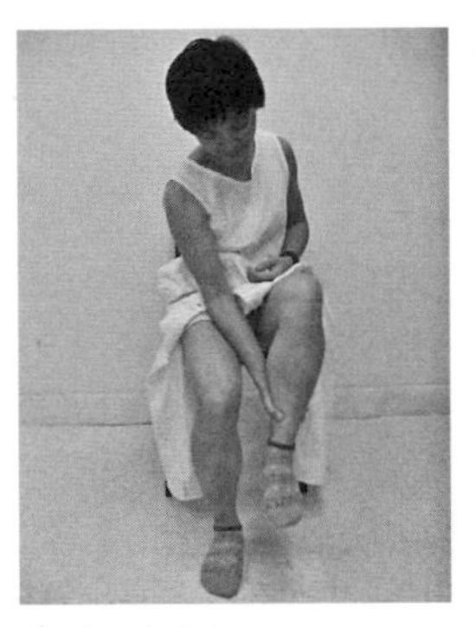
圖 2-24

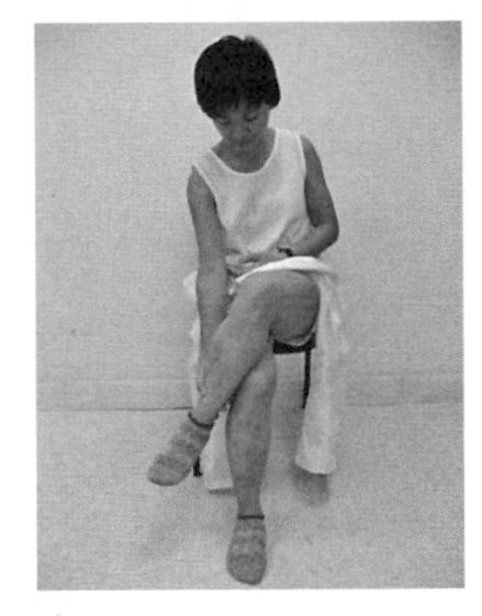
圖 2-25

⑶套穿患側褲管，拉高至膝蓋位置。如果翹腳時髖關節太緊或會疼痛，前述二步驟可改為將患側腳放在矮板凳上進行；或者坐在輪椅上，患側腳放在腳踏板上，患者彎身前傾穿患側褲管（圖2-27）。

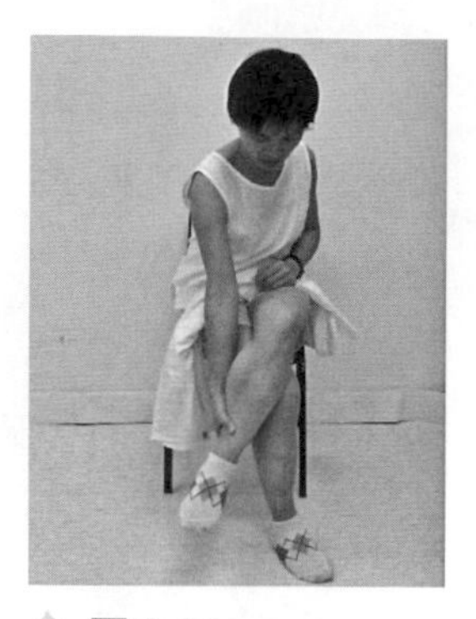
圖 2-26

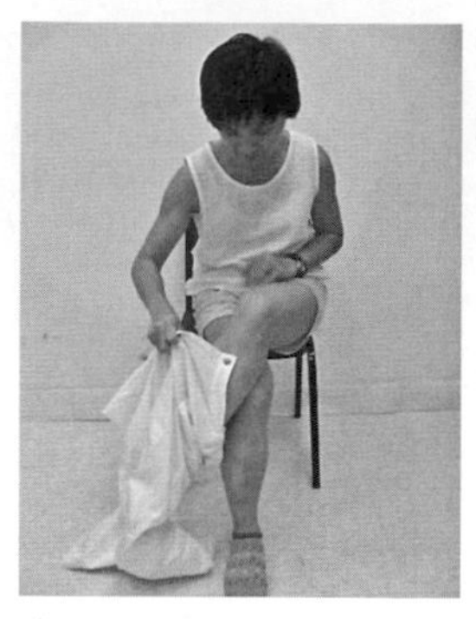
圖 2-27

⑷放下患側腳（圖 2-28）。

⑸套穿健側腳褲管。

⑹盡可能拉高褲管至膝蓋以上（圖 2-29）。

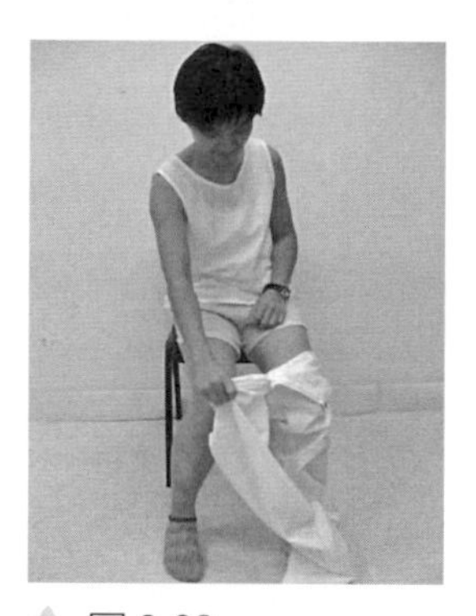
圖 2-28

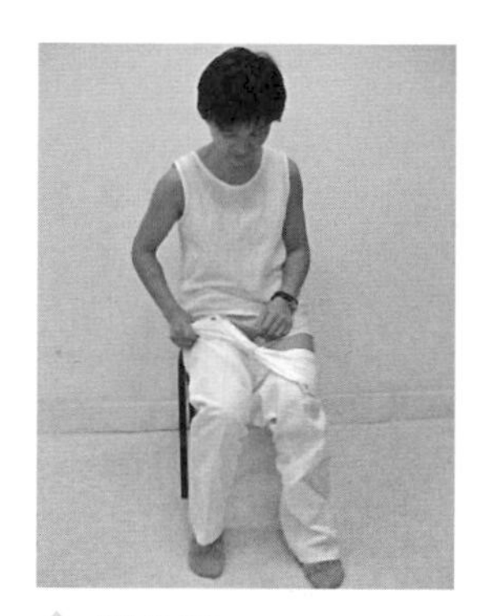
圖 2-29

⑺為防止站立時褲子掉下去，可將患側手放褲子口袋內或將大拇指釦勾在腰帶釦環處。

⑻站起來，褲子拉向上穿好，調整腰部鬆緊帶、扣釦子或拉拉鍊（圖 2-30）。如果患者平衡能力不好，可以患側靠牆坐著或躺床上，靠身體左右移換重心完成最後步驟。

⑼脫褲子時採站立姿勢，解開腰部固定釦子或拉鍊，使褲子向下滑落；接著坐下脫好邊褲管，最後翹腳或直接脫下患側褲管即完成脫褲子活動。如果患者平衡不佳，全程坐在輪椅上進行較安全，並靠身體左右移換重心脫下褲子。

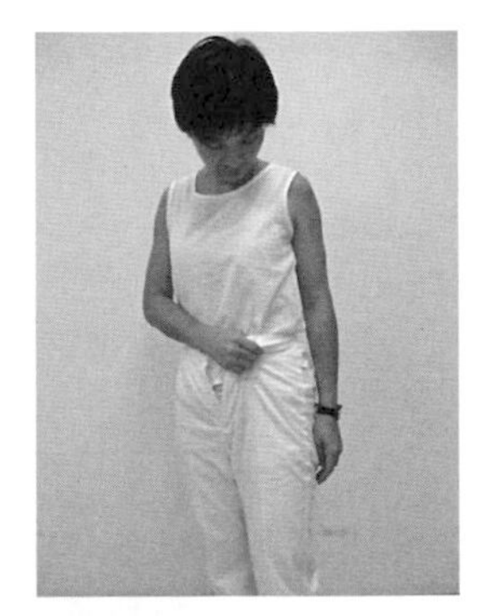
圖 2-30

穿脫長襪或短襪的步驟：

⑴患者坐在椅背垂直的椅子上，如果平衡不好，坐在輪椅上，煞好車，並將腳踏板推移上去，或坐在有扶手的椅子上。

⑵健側腳直接穿，穿患側原則同前述褲子穿法，健側腳可跨越中線，靠踩在患側腳邊；好手抓握患側腳踝或小腿肚，抬起並翹腳放在健側腿上。如果無法翹腳，雙腳放在輪椅腳踏板上或矮板凳上（圖 2-31、2-32）。

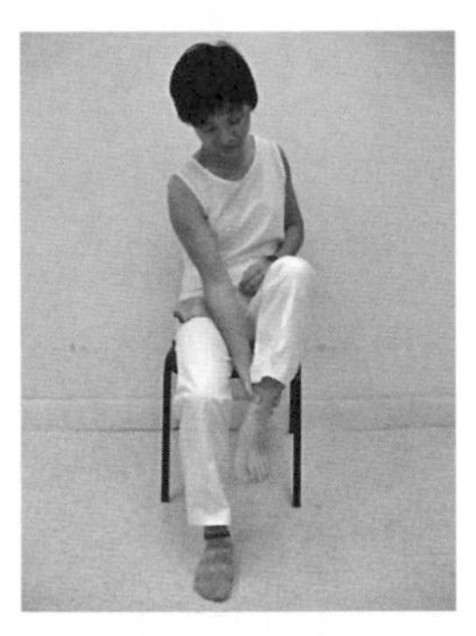
圖 2-31

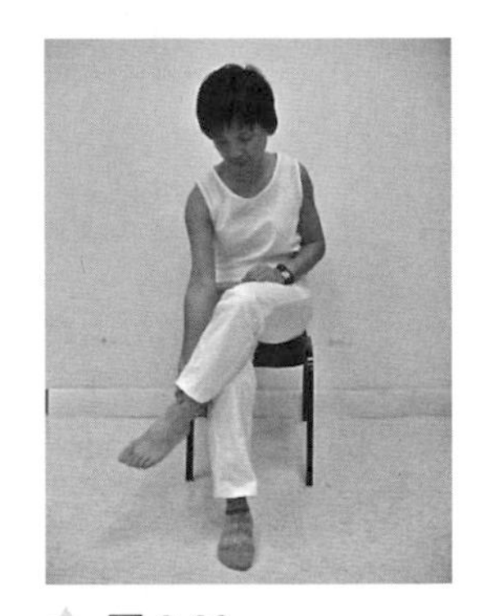
圖 2-32

⑶好手半握拳伸入襪內，五指用力撐開襪管（圖 2-33）。

⑷彎身前傾使腳趾套入撐開的襪子裡，最後調整使位置正確且平整（圖 2-34 至 2-36）。

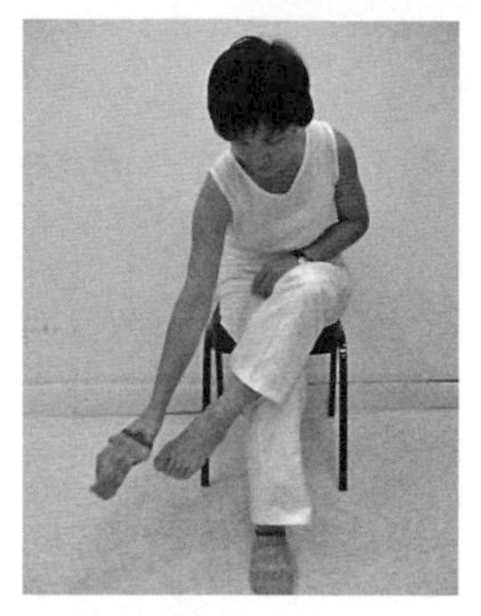

圖 2-33

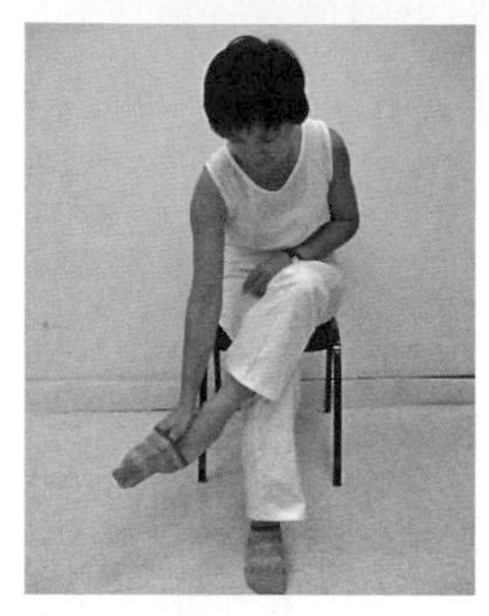

圖 2-34

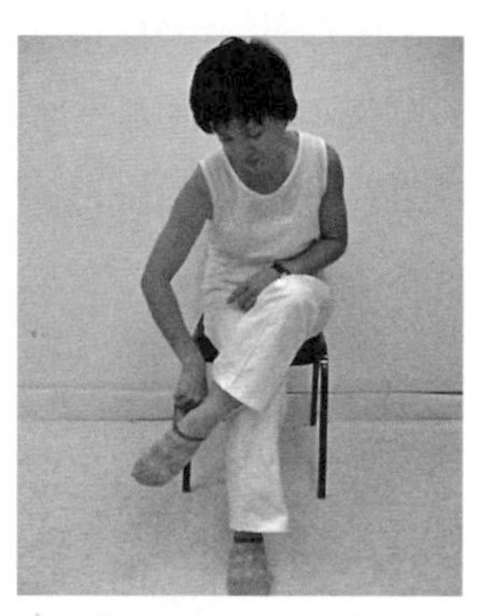

圖 2-35

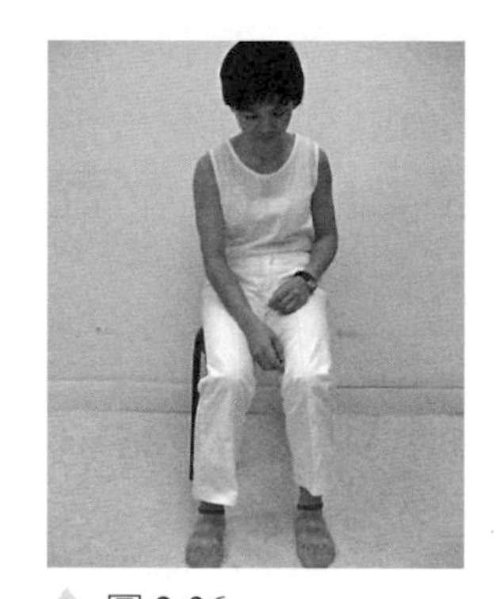

圖 2-36

⑸脫襪子同前述姿勢，用好手分別脫下兩邊襪子。

穿脫鞋子的步驟：

⑴如穿皮鞋，健側腳直接穿，患側邊則先將鞋子放地上，用好手協助患側腳套穿進去，也可以用鞋拔輔助穿入。

⑵如穿軟布便鞋或黏扣帶扣合的鞋子，健側腳直接穿，患側腳通

常必須用好手協助提起，翹腳放在健側腿上，拿握鞋後跟處，前後調整套穿至腳跟，再小心將患側腳放下。接著，必要時須重複由膝蓋向下壓的動作才可穩穩套穿住鞋子，最後黏合黏扣帶即算完成。

(3)如穿著繫鞋帶的鞋，步驟同前，但最後繫鞋帶則很難。單手打傳統蝴蝶結須很好的手指靈活度和正常的認知知覺能力，因此，通常不建議只能用單手之患者繫鞋帶。如果患者堅持穿這種鞋，且認知知覺能力未受損，可以請教您的治療師。

穿脫垂足板（ankle-foot orthosis）：患者如果有腳板下垂，不易做翹起來的動作，或者腳板向下的肌肉張力太高，以致影響走路能力時，職能治療師會製作個人專用的垂足板以利行走安全。一般有前置型及後置型兩種，各有其優缺點，治療師會根據個別需求選擇其一。

當患腳只穿垂足板時，一般而言，因前置型腳底約有三分之二接觸地面，所以大多可以安全行走。而後置型垂足板腳底板為整片塑膠片覆蓋，腳底沒有直接接觸地面，所以感覺刺激較少且行走上比較滑。其穿脫法如下所述：

(1)前置型垂足板：以類似前述穿褲子的方法，將患側腳翹在健側腿上，或是將患側腳放在輪椅踏板或矮板凳上穿戴，接著以黏扣帶固定好，然後再穿鞋子。襪子可以穿在垂足板裡面。

(2)後置型垂足板：也可用前述穿戴前置型垂足板的方法，但最好先將固定腳踝的黏扣帶暫時黏起來再穿，然後再穿鞋子。襪子也是穿在垂足板裡面。

(3)後置型垂足板的另一穿法為先將垂足板放入鞋內，黏扣帶先不要黏上，再依照穿鞋步驟穿戴。

穿脫胸罩：前扣或後扣均可，原則上先在腰部穿上，拉至前面扣鉤好，才可以看清楚自己在做什麼。步驟如下：

⑴將胸罩一端夾放在健側前方褲腰內，沿腰部向後夾放部分胸罩至患側（圖 2-37、2-38）。

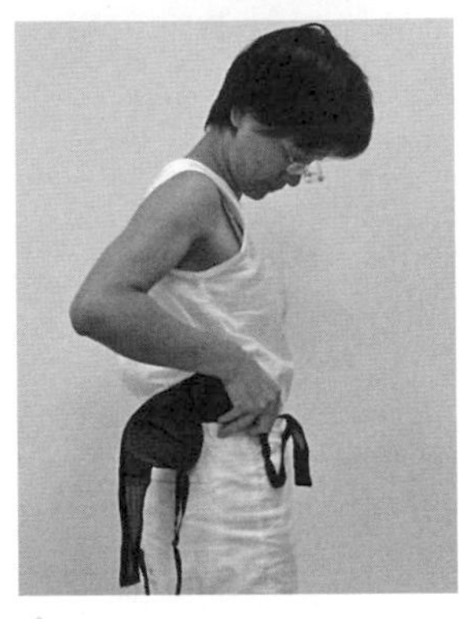
圖 2-37

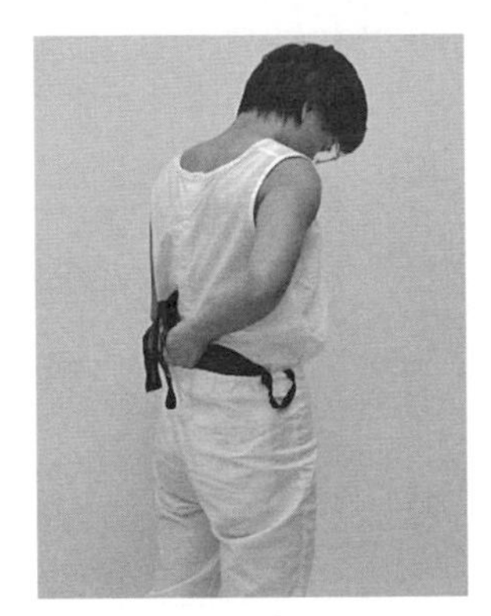
圖 2-38

⑵好手由腹前抓住胸罩兩端並小心扣鉤，如果實在無法鉤好，可以改裝為黏扣帶比較省力（圖 2-39）。

⑶轉胸罩至適當位置，使罩杯對齊乳房（圖 2-40）。

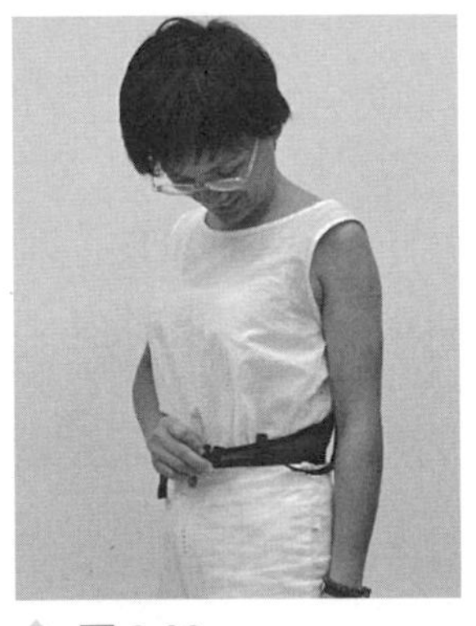
圖 2-39

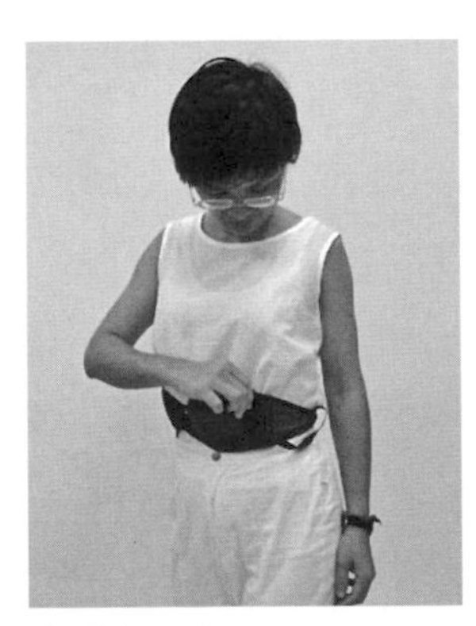
圖 2-40

⑷將患側手穿過肩帶，好手再穿過另一肩帶（圖 2-41）。

⑸左右漸次調整，拉上胸罩至正確位置即完成。

⑹脫下順序與穿戴順序完全顛倒。

5.功能性移位

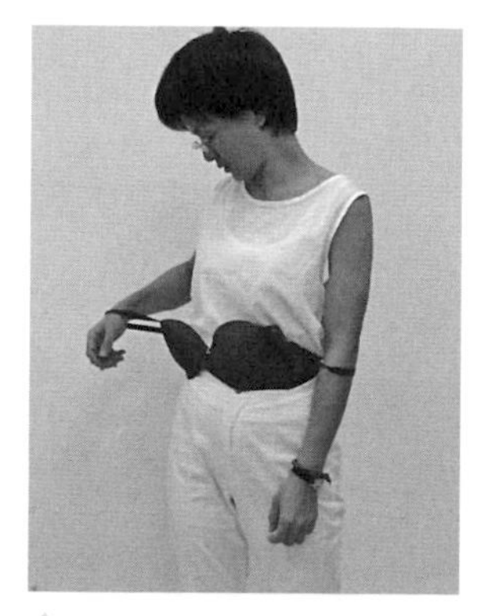

圖 2-41

一般而言，患者於出院前除了坐站平衡練習，通常也會接受功能性移位訓練至較穩定程度。亦即床上移位、床及衛浴或汽車轉位、行走，以及普通輪椅的操控練習。至於進一步的社區移位，如使用代步車、特殊輪椅、開車或搭乘交通工具等則視個案需求而定。患者若平衡及熟悉度較差，協助者宜考慮彼此體型，站在患側或前方幫忙，並注意雙方安全。

患者自行在床上移位時，原則上由好邊協助患側，且一次只移動一個部位。左右翻身得注意勿傷及患肢，翻向患側前先將患手向外挪出，以免直接壓迫肩膀和手臂；翻向好邊前則先以好手將患側手由前臂後方抱向胸前，好腳由患膝窩下將患腳挪向好腳，以免肩髖關節拉傷。床上坐起前可先翻向好邊，再依序以好邊手肘及前臂靠壓床面轉身坐起。

原則上轉位均以好邊靠近目的地，並以好手抓握扶手或其他適當高度之穩定物品。

一般患者自行操控手動輪椅須好邊手腳配合，由好手推輪椅控制前進與否，好腳踩踏地面控制行進方向。

6.洗澡

自行穿脫或他人協助：台灣冬季濕冷時或患者較怕冷應由照顧

者及患者一起進行，趕緊洗好為上。另外，患者如合併認知障礙，也應由他人協助之。

環境改造及使用輔具：為了防範意外，浴室內宜加裝環境改造設備及設施，如扶手（注意：一般毛巾架的載重力不夠，絕不可當作扶手使用）、止滑墊，熱水器設定較低水溫，或者是先冷水再熱水之設定，採單把推移式水龍頭，加裝浴缸用椅或使用便盆椅等，其他詳細內容請參考第三章。

清洗步驟及方法：以按壓式沐浴乳代替手拿肥皂，或將肥皂放在網袋內使用防止掉落；清洗背部使用長柄刷或洗澡專用手套；清潔好手可用長條刷背巾繞過雙膝，抹上清潔液，在其上來回摩擦；最後，使用乾浴巾擦乾身體。

7.寫字

紙張以患側手、鎮尺、書夾或其他重物壓住固定。一開始以非慣用手寫字選用較粗筆練習，或者使用寫字持筆輔助器練習。

8.休閒活動

使用單手操作工具及方法：如要從事原有之休閒嗜好，得克服雙手操作的問題，因此，必須使用單手操作及較方便的工具及方法。例如園藝活動要選擇較易照顧之植物；穿著有口袋的工作服以方便放置工具；修枝剪、鐮刀、斧頭等器具保持鋒利；以水龍頭澆水或安裝噴水裝置，不要用杓子一瓢一瓢澆水等。從事靜態活動可使用撲克牌架子或左手專用剪刀等方便器具。另外，因為是單手操作，得注意隨時變化姿勢並適時休息，以免造成累積性傷害病變。

9.性行為

正確觀念最重要：一般最有疑慮的是性行為會導致再次中風？其實性交消耗的能量約爬二層樓，不算太高，倒是情緒及心理壓力遠較性交動作的影響大。其次，患者在意身體形象的改變，肌肉張力太高或太低、陽痿及大小便控制等都會造成患者阻滯不前。所以，配偶的態度是真正關鍵，彼此的溝通很重要。建議先請教醫師，確認可排除潛在危險因子，如高血壓、心臟病等。與配偶間不妨增加肌膚相親之觸摸、輕拍及言語互動。事前可先以溫水泡澡以減輕壓力。若肌肉張力改變太大，雙方得重新嘗試較舒服且彼此喜歡的姿勢。

㈢關節活動角度受限

無論患者手臂、手指或下肢的關節角度受限，加粗及加長握柄即可解決多數障礙。此外，可以使用輔助器及較方便之物品，例如穿前開釦衣服代替套頭衣服。相關資料請參考第四章。

㈣動作協調障礙

動作協調障礙包括軀幹、手臂或手指的穩定度不夠。原則上，軀幹不穩宜盡量坐著練習；手臂不穩可將手臂靠桌面固定或盡量靠近身體；手指不穩者可增加物品摩擦力、使用較重餐具或在手腕上戴適合的沙袋。其他相關細節請見第四章。

㈤心肺耐力差

1. 重視個別差異

呼吸及心跳為最重要指標：許多中風患者發病前已有心肺功能較弱的情形。一般而言，照顧者可以參考新陳代謝率表格顯示的內容以確認從事之活動是否容易疲累。但因前述表格為平均值，且每個人的生活習慣、年齡、性別、個性及環境都會影響心肺狀況，因此，應隨時注意有無呼吸急促或心絞痛的症狀。心跳以每分鐘低於休息時心跳數加上 20 為宜，亦即一般老年人每分鐘心跳約小於 100 下較安全。

2. 活動禁忌

勿彎身角度過多：可以使用穿襪輔助器、以長柄夾取物，或穿功夫鞋代替繫鞋帶之球鞋以免彎身角度過大。

手勿上舉過頭：衣物、餐具要放置於可輕易取得之處，如得上抬雙手，手臂要找地方靠著，上上下下多次得利用空檔休息。

勿等長收縮：不可有連續長時間的推、拉、用力握拳之動作。如不可避免，應邊做邊緩緩吐氣或數數提醒自己。

勿待在濕熱環境：易使患者呼吸急促。

勿過度用力。

3. 建議事項

充足睡眠：如有睡眠障礙宜逐漸建立睡眠規律及學習放鬆技巧，睡前避免鬱悶或興奮之活動。

考量個人體能狀況：依事情輕重緩急處理。每日、每週事先規劃重要的事。

預防勝於治療：能力許可範圍內處理小事，避免積久成為麻煩的事。

適當規劃工作空間：最好坐著並避免伸長手臂搆物、伸展肢體和過度彎腰。

使用省力工具和技巧：例如碗盤先泡水再清洗，推車替代單手提袋購物等。

工作事先規劃流程：避免事情反覆更改，事先規劃休息時間，只處理能力許可範圍內的事。

切記心情會影響能量消耗多寡。

㈥全盲或近全盲

中風較少造成視力受損。此處主要針對全盲或低視力。主要的調適原則是物品適當分類且放在固定位置；此外，訓練記憶力也可以改善品質，以及加強嗅覺、觸覺、聽覺及味覺的靈敏度。而且，這些練習須不斷重複進行。

1. 進食

碗盤旁可加上固定圈，或使用碗緣垂直的碗盤，防止食物被撥出。如單獨進食，可以匙叉。如與他人共同用餐，旁人可以時鐘描述法說明食物的位置，例如「肉放在三點鐘的位置」。倒水時可利用持杯手的重量感覺或用乾淨手指靠在杯緣內側感應進水高度。如果仍有部分視力，碗盤餐具與桌面要選擇和食物不同的顏色。

2. 整理個人儀容

物品辨識是主要問題，因此，固定方便的位置仍是重點。此外，藉嗅覺、雙手分辨大小、形狀及材質差異是可以訓練的。在物品標示上，可加上圖案貼紙或半立體凸紋標籤，或是盲用點字。刮鬍子及畫眉毛可靠另一手觸摸確認結果。

3. 穿脫衣物

視力缺損患者主要問題是在穿著搭配上。因此，除了一般的內衣、內褲、上衣、襪子等功能分類外，照顧者須先將衣服顏色及款式依患者喜好分類，例如將相近色系放在一起，釦子或拉鍊分開放等，以利患者自行選擇搭配。易皺衣服最好用衣架吊掛。採買新衣盡量選擇不易皺、不必熨燙及不會褪色的質料。少買同一款式但不同顏色衣服以免混淆。

4.讀寫活動

對中風後視力不佳的患者而言，學習盲用點字並不容易，但如患者仍年輕或有心學習，這是了解外在世界、與人互動及維持原有閱讀嗜好的最佳方式。若患者仍有些微視力，為了較佳對比，可用黑色簽字筆書寫。報章雜誌則選擇字體較大者，但在台灣可選擇的並不多，另一替代品是閱讀有聲書。此外，有些新科技電腦產品，如可掃描條碼以茲確認的產品可用於明白藥罐名稱及服用須知等。

5.打電話

只要記得電話按鍵位置，視力不佳患者打電話並不難，但要記得電話號碼就比較麻煩。前述圖案貼紙、半立體凸紋標籤、盲用點字、家屬協助錄音口述號碼，或是事先設定代碼、自動撥號等均是常用的方式。

6.知道時間

有多種選擇可以使患者把握確切時間及感受光陰的變化，如市售盲用手錶、整點報時功能時鐘、計時器、電視、收音機或手機等均可。

7.購物

打電話請老闆送貨或宅配，電視、網路購物等均可。

8.金錢處理

由於銅板大小差異較大，又有明顯凹凸紋，因此，靠手指觸摸分辨幣值比較容易。而紙鈔雖然也有各種辨識紋路，大小也不一，但是由於面額較大，還是建議由照顧者協助分類放置。

9.使用電腦

如果仍有些微視力，字體圖案放大及增加對比。另外，文書處理可採語音輸入法。如為全盲者，可採用將文字轉換為語音輸出的功能，微軟或麥金塔系統均可。

㈦感覺缺損

這裡的感覺並不包含眼、耳、鼻和舌頭的感覺，而是指身體表面對各種刺激的感應及身體動作的感覺。患者對外在刺激缺乏輕觸覺、痛覺或溫度覺，或者不知道身體各部位在空間中的相對位置。此外，也可能區辨訊息能力受損，如重量感、辨識形狀或區辨物品粗細的能力。患者生活中往往處處是危機，且因回饋刺激少，動作學習的品質大打折扣，特別是須精細協調的動作。

1. 進食

無論是否使用患側手，防止燙傷最重要。先以健側手確認是否燙手，另外，因為缺少適當感覺回饋影響手部協調，碗盤旁可加上固定圈，或以碗緣垂直的碗公或盤子進食，避免撥出食物。此外，可以使用匙叉或較重的湯匙進食，如果堅持用筷子，可買市售練習用筷子，或如圖 2-2 的輔具。也可以在手腕上戴適合的沙袋以增加穩定度，一般約為 200 克左右即可。選用較重的水杯以增加重量感覺。

2. 穿脫衣物

衣服的皺摺及壓力是潛在問題。因此，在看不到的地方得小心處理，如沒拉好的襪子在鞋內持續摩擦，或腰帶及新買的內衣均可能在短時間內就對皮膚造成傷害。此外，在冷天及冷氣房內務必穿著長袖長褲。

3. 洗澡

防止燙傷最重要。使用可設定較低水溫的熱水器，或者是只能先開冷水再開熱水之設定，以及冷熱水為同一出水孔的水龍頭。養成先以健側手試水溫的習慣。

4.其他工具性日常生活活動

感覺缺失會使得動作表現顯得過猶不及，不是握太緊容易磨傷皮膚，就是手上工具容易掉落，所以必須花很多心力注意動作。另外，也要小心溫度較高的環境，如煮飯時的鍋爐、使用熨斗及戶外的烤肉活動等。

中風患者的感覺損傷在病發後一年仍可能有進步空間，因此，在其他能力較穩定時可以將感覺刺激當作休閒活動，如靠觸覺找出不同面額的銅板，或是區辨不同材質的布料等。

㈧記憶力或組織能力退化

針對記憶力或組織能力受損，照顧者可以鼓勵患者將日常活動當作目標，或利用日常活動當作認知的訓練，以提升學習動機。相關細節請見第五章。

㈨視知覺、建構能力缺損或單側忽略

患者如有視知覺能力、建構能力或單側忽略問題，必然影響日常生活功能的學習。相關細節請見第五章。

㈩坐站平衡欠佳

坐站穩定度很重要，尤其坐姿平衡更是日常生活及行走的基礎。造成的原因很多，如意識狀態不穩定、視覺及空間知覺能力受損、肢體感覺差，及軀幹或肢體動作受限。相關細節請見第四章。

㈦下背痛

中風不會造成下背痛，除非是因姿勢不當或臥床過久產生次發性疼痛，或是原來就有背痛的毛病。若持續存在且不處理，可能成為患者逃避獨立的藉口。因此，宜就醫確認原因及嚴重程度，必要時得用藥或做牽引處置，之後也須避免再發。減少下背痛原則如下：

1. 學習利用人體工學移動及舉起物體，例如物品盡量靠近身體，減少力臂可較省力，又如蹲下來撿拾地上物品取代直接大幅彎身的動作等。
2. 使用長柄或彎柄輔助器具或坐著做事，盡量少彎腰。
3. 常變化身體姿勢以減輕脊椎受力。
4. 勿久站，站立時其中一腳可以踩在前方矮凳上，使骨盆旋轉，減輕腰部受力。
5. 疲憊之前就休息，以免出現不當姿勢。
6. 避免過多軀幹旋轉動作。

四、持續以獨立自主生活為目標

許多研究指出，中風患者出院後生活獨立性容易降低，可能原因及處理方式相當多。首先，出院後面臨的是日復一日的殘疾，這是相當令人難以適應的窘境。因此，多數醫院都有「出院準備服務」，以期使患者和家屬在出院後能有較佳的調適。這包含了復健治療如何銜接，以及如何重新回到社區。若繼續以門診治療方式復健，或者居家追蹤，通常可以有比較好的調適。

其次，有些患者以為回家就可以恢復原狀，但往往事與願違。這時如若沒有外援，久了可能導致憂鬱現象。因此，住院時得充分了解患者的期待、目標及疾病認知。一旦有不切實際的想法，家屬及患者可以參與支持性團體。

再者，家屬過度保護也會造成患者錯失學習獨立機會。最好家屬及照顧者能明白患者確切的能力和「活動」對健康的重要性。

另外，有的患者認定「獨立」費時費工，寧可選擇自覺更有意義及興趣的事。這未必不好，患者和照顧者間的溝通十分重要。

最後，患者無法將所學的技巧應用至家中。解決之道即是使用真實物品及情境練習，並給予多種情境。若解決問題能力較差，安排居家職能治療則是最佳方式。

總之，重新學習獨立是一個新生的機會，能化危機為轉機是需要智慧的。透過職能治療，可以降低不必要的焦慮及挫折感。更進一步，如果因此重新設定人生目標，並找到新的定位和人生的價值，就達到職能治療最重要的目的了。

參考文獻

1. Radomski, M. V., & Latham, C. A. T. (Eds.). (2008). *Occupational therapy for physical dysfunction* (6th ed.). Baltimore, MD: Lippincott Williams & Wilkins.
2. Pendleton, H., & Schultz-krohn, W. (Eds.). (2006). *Pedretti's Occupational Therapy: Practice skills for physical dysfunction* (6th ed.). St. Louis, MO: Mosby.

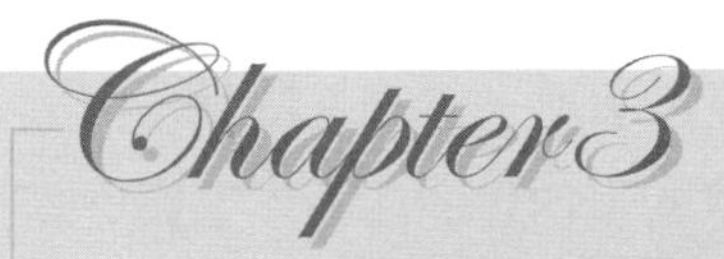

居家無障礙環境

國泰綜合醫院復健科職能治療組職能治療師　龔宇聲

中風，在我國所占的比例逐年升高，中風患者由於出血或阻塞的位置不同，會有不同的症狀，在肢體動作方面，大多為單側偏癱，只有少部分為四肢癱瘓。以單側偏癱而言，最差的狀況下患者至少還有一手一腳是好的，也就是說他們仍可靠這好的一邊來從事各種日常生活活動，只是或許需要一些特別的技巧、某些輔具或環境改造方面的配合。本章即是要介紹各種適合中風患者所需的輔助器具與環境改造等居家無障礙方面的議題。

本章的大綱如下：

中風患者在住家、行動及育樂各方面需要使用到的設施與設備。

1. 住家：扶手、家具及空間規劃，包含客廳、餐廳、衛浴、臥室、廚房等。
2. 行動：行動輔具、出入口設計、樓梯間規劃等。
3. 育樂：休閒生活之用品。

一、住家

對一位已出院返家的中風患者而言，生活中占據他最長時間的地方就是他溫暖可愛的家了。雖然也許他大多時間是躺在臥室床上，但是對他最有意義的地方，卻是客廳及餐廳。客廳是提供他與人互動、進行社交的場所，以及從事簡單的室內休閒活動；餐廳則是補充營養、享受美食的地方。一個設備完善、家具適當的客廳及餐廳，能讓他盡情享受生活、大啖盛筵，無後顧之憂；浴室則是一個令人又愛又恨的地方，它能讓他享受清潔的舒適與解放的快感，但卻也是最常讓他發生意外的地方；臥室是在勞累一天後，放鬆一切、舒舒服服休息的小窩，唯有在安全舒適的環境下休息，才能擁有充足的體力，以應付隔天滿滿的行程。

㈠客廳

客廳是中風患者生活起居及社交的重要場所，中風除會造成肢體偏癱外，還常會有姿勢控制不良的問題。姿勢控制不良會有站不穩、坐不穩或坐了之後站不起來等的問題。在客廳中常見的問題包括座椅不適當、地上電線盤雜交錯、照明不合適，以及動線的規劃問題等。

1. 姿勢控制不良者所坐之椅子不可以太矮

⑴中風患者由於單側偏癱及姿勢控制不良，在起坐時會有跌坐（不是慢慢坐下，而是類似跌倒般跌到椅子上，通常速度較快、聲音很大）及站不起來的情形發生，尤其是在客廳裡高度偏低的沙發會特別明顯。當座椅高度過低使膝蓋彎曲超過 90 度以上時，由於力學的因素，會讓膝蓋更不易出力而站不起來。此時，常可見患者於椅子上前後搖晃企圖藉衝力協助起立，但反而常會因衝力過大而向前撲倒，或向後跌坐時把椅子撞翻或不小心身子歪了而跌到地上，因而造成受傷。

⑵建議中風患者選購座椅時應參考使用者之小腿長，以椅面高度不小於使用者之小腿長度（含所穿之鞋子），且超高不超過十公分。

⑶倘使不欲新購座椅，可使用材質較結實且高度適當之坐墊，唯坐墊須固定於椅面以免滑動；或於座椅下方外加平台以提升總高度。

2. 中風患者所坐之椅子不可以太輕而易傾倒

⑴大多數中風患者由於體力耐力較差，走路不穩，常於就坐時是以「跌坐」方式入座，如此常會因衝力過大而致連人帶椅向後翻倒。

⑵建議中風患者在選購座椅時，須選購較重且底面積較大、較穩之座椅。

⑶倘使不欲新購座椅，須將中風患者使用之座椅移至靠牆放，以避免向後傾倒之危險性。

⑷不過最好的方法還是改變入座之習慣，以屈膝彎腰的方式輕輕入座，並配合必要之扶手，才是最安全的。

3. 中風患者所坐之椅子最好有扶手

附扶手之座椅不但可於中風患者起坐時協助出力，亦可避免乘坐時因不慎或平衡不佳而致跌下座椅。

4. 行進動線上不可以有電線橫過或雜物堆積

中風患者行進已困難，倘若行進動線上有電線或其他障礙物，極易因不小心絆到而致跌倒。

5. 行進動線須有穩固可扶之扶手或家具

為避免中風患者於行進間發生跌倒等意外，建議須先規劃中風患者之行進動線。一般而言，中風患者於家中主要活動區域為臥室、浴廁及客廳，可先規劃三條適合中風患者之行進動線，行進動線中須有穩固可扶之扶手或家具，以協助中風患者於行進過程中增加穩定性。

6. 地面最好不要鋪地毯或放置小踏墊

(1)不論是地毯或小踏墊，均會增加地面摩擦力及不平整性，讓平衡不佳、動作不靈巧及反應較慢之中風患者因而絆倒。

(2)根據研究，造成居家意外跌倒的最主要因素之一即為小踏墊，故移除小踏墊為居家環境改造最常建議的項目。

7. 照明不可以太亮或太暗

(1)中風患者通常多為較年長的人，年長者，其瞳孔對於光線的反應較慢，太亮的環境對於長者而言會太刺眼，因而瞇起眼睛，如此會看不清楚環境中是否有其他障礙物，一不小心就會絆到跌倒。

(2)長者為了省電，對於人不在的地方常不開電燈，或只在有人的地方開一盞小小昏暗的電燈，因此常會讓長者看不清楚環境中是否有其他障礙物，一不小心就會絆到跌倒。

(二)餐廳

餐廳是一個人補充營養的重要地方。中國人說：民以食為天，更可以說明用餐的重要性。設計合適的用餐環境能讓人舒舒服服的進食，反之，設計不當的用餐環境會造成坐姿不良或高度不對，容易影響進食者之意願與便利性。

1. 餐桌設計

(1)中風患者倘若仍能行動自如或輕鬆移位者，即可與一般人使用相同的用餐環境，至多是加上餐具止滑墊以協助穩定餐盤；然若是必須乘坐輪椅者，則須考量到輪椅有扶手及腳踏板的特性。

⑵餐桌為方便輪椅使用者進食，須注意到桌面高度不可過高，桌底高度須能容納扶手進入，如此才能讓輪椅乘坐者靠近桌面進食。桌面高度及桌底高度依不同輪椅而有所不同，一般建議桌面高度不得高於八十五公分，桌面底高度不得少於六十五公分。

⑶其次為桌下空間。輪椅因有腳踏板，使得乘坐輪椅時縱長較一般人為長，故有乘坐輪椅者共食之餐桌，建議選用多腳型餐桌，不要選擇單腳型。一般而言，桌下空間至少要有四十五公分的深度距離。

㈢浴室

浴室由於其清洗、清潔的特性，使得地面常有積水產生，造成浴室較其他地方更易發生滑倒的可能。此外，浴室空間多半狹小但又充滿多種堅硬的設施，使得意外一旦發生，後果都較嚴重。浴室常見的問題有空間狹小、門檻、地面濕滑、馬桶過低、欠缺扶手設計及缺乏緊急求救設備等。

1. 門應採橫拉門或外開式

因浴室內空間一般較小，若為傳統內推門會造成在室內者不易迴旋及開啟，外開式門可避免浴室空間狹窄之問題，然橫拉式門除可避免空間問題外，亦減少平衡不佳者須退後閃避而致發生意外跌倒之危險性。

2. 門寬須符合中風患者使用之行動工具

早期房屋之浴室門寬較窄，僅約六十至七十公分寬，若中風患者使用枴杖、輪椅或助行器，則有門寬不足之問題。一般而言，使用枴杖者，至少須寬七十五公分；使用輪椅及助行器者，至少須寬八十公分。

3. 必要時移除門檻或加小斜坡

⑴當中風患者有行動方面之障礙時，二至三公分高之門檻對通行者即成為一種威脅，故須於必要時移除門檻，或至少在門旁加裝一直式扶手。

⑵輪椅或馬桶椅使用者，則須施作 1：1 的小斜坡。

4. 地面須做防滑處置，如：選用防滑地磚、防潮濕、使用防滑墊或止滑條等

⑴浴室地面潮濕為不可避免之狀況，除了使用過後最好能立刻拖地除水外，亦可選用浴室乾燥機烘乾地面。

⑵防滑地面可以水泥鋪面另加止滑線，或鋪止滑地磚。

⑶若不變更地面材質可外加防滑墊或貼止滑條。

5. 在馬桶、洗手檯、浴缸周遭及邊牆安裝合適扶手

⑴為避免中風患者跌倒或滑倒，須於動線處裝置適當之扶手。

⑵於活動處，如馬桶、浴缸旁須裝設可協助起坐之 L 形扶手，洗手檯周遭則須裝設一圈供扶持靠壓之扶手。

6. 外加馬桶增高座以利中風患者起立

一般馬桶高度較低，不利中風患者起坐，除安裝扶手外，外加馬桶增高座亦可令中風患者輕鬆起坐。

7. 輪椅使用者須裝設斜面鏡

輪椅使用者因乘坐位置較低，無法看到一般浴室之化妝鏡，故須裝設向前傾斜十五度之斜面鏡，以利輪椅使用者照鏡子整理服裝儀容。

8. 輪椅使用者之洗手檯下方須有足夠空間以利輪椅接近

輪椅使用者之洗手檯下須有七十公分高、排水管前有二十公分深，水管下方有二十五公分高之空間，以利輪椅接近。

9. 使用長柄撥桿式水龍頭開關及冷熱水自動混合活門控制

中風患者手的功能一般較差，傳統旋轉式水龍頭對中風患者而言較難開啟，左右分離式冷熱水設計亦較容易造成燙傷，均不適合中風患者使用。

10. 在淋浴處可設置坐椅或於浴缸上加裝坐板

沐浴時會有肥皂泡及單腳站立的情況出現，常導致平衡反應較一般人差的中風患者出現危險狀況，故建議中風患者坐著沐浴。若為淋浴間可使用浴椅；若有浴缸，因中風患者在跨入時常會發生跌倒，一般浴缸壁寬亦不足以提供中風患者穩定坐姿，故建議加裝坐板較安全。

11. 裝置緊急呼叫系統

有些中風患者沐浴時不喜歡人跟，因浴室為密閉式獨立空間，萬一發生事故不易為人知，故建議裝設緊急呼叫系統，以備中風患者萬一發生跌倒意外或不適等狀況時，能有迅速讓外界知道之工具。緊急呼叫系統不一定是要高科技之電子產品，只要能迅速發出極大聲響，如喇叭、搖鈴等置於浴室地板或角落即可。

㈣臥室

臥室是讓人好好休息恢復體力的重要地方，一個安全舒適的休憩環境，才能讓中風患者蓄飽精力，面對隔天的挑戰。臥室常見的問題有床鋪不合適、家具安排不適當及照明不適當等。

1. 床墊須軟硬適中

⑴床墊過軟除讓中風患者躺臥時不習慣外，最主要是會讓中風患者坐於床邊時，不但會減低床高，亦容易讓中風患者不慎溜滑下來，造成意外傷害。

⑵床墊過硬較易讓移動不便或過瘦的中風患者於骨突處產生褥瘡。

2.床旁視情況須有護欄或扶手

當懷疑有認知功能障礙或坐站平衡功能不良之中風患者，即建議於床旁加設護欄或扶手，以免中風患者不慎自床上滾下，或自行起坐時自床邊跌倒。

3.床旁地板不可有小踏墊

⑴部分中風患者家中習慣於床旁放置小踏墊，可能是考慮到中風患者於冬天坐起時，不會將暖呼呼的腳放到冰冷冷的地板上。然因小踏墊並未固定於地面或是未加止滑墊，殊不知此舉極易造成中風患者將起立時因雙腳用力而向前滑倒。

⑵強烈建議床邊不要鋪設可移動未固定之踏墊或地毯，以免造成中風患者滑倒。

⑶如一定須鋪設踏墊或小地毯，務必以床鋪壓住固定於地面或鎖在地上。一般墊在地毯或踏墊下方的止滑墊效果並不十分理想，用於年輕人還好，但在老人方面還是會有絆到翻起踏墊的危險性。

4.地面最好不要鋪設地毯

⑴地面鋪設地毯會有兩個問題：其一為在有無地毯的交界處會有一地毯厚度之落差；其二為鋪地毯成為具厚度之軟質地面。

⑵中風患者因患肢較無力氣，走路時腿抬高的程度通常比較低，甚至會在地上拖，當地面有落差時會比較容易因絆到而跌倒，

因而受傷。

⑶對平衡稍差之中風患者，步行在軟質地面會增加其不穩定性，而提高跌倒的機會。

⑷有人會說鋪地毯可以在中風患者跌倒時減少受傷的程度，但與其減輕傷害，還不若減少中風患者跌倒得機會來的實在有用。

5.床旁須有穩固可扶之家具或扶手

平衡不佳的中風患者於床邊起身時，習於攀抓床旁家具物品或運用衝力的模式起身，此時為避免因家具不穩而造成中風患者拉扯時移動或傾倒造成受傷，建議若為中風患者可能會扶持抓握的家具，最好是固定或較沉重些，必要時可加設扶手，以供抓握。

6.夜間於行進動線上有小夜燈

年長者於夜間常須起床上廁所，然夜晚視線昏暗不明，房間電燈開關又多設於入口處，長者須摸黑至門邊始得打開電源。建議於夜間在必要的行進動線上裝設小夜燈，當長者於夜間起身如廁時，即不須再打開主照明燈，亦可藉小夜燈將行進動線照清楚。

7.夜間於床旁放置馬桶椅

不過關於夜間如廁的問題，最安全的還是至少於夜間須於床旁放置馬桶椅，中風患者夜間只須稍微移個位，即可坐到馬桶椅上如廁。

㈤廚房

廚房是一個家庭當中，具有發生意外最高潛在因素的地方。除了因清潔造成地面可能濕滑外，各種尖銳的刀具、叉子及點火的瓦斯，都可能因不慎而造成意外傷害。常見的廚房問題有流理檯的高度和動線、餐具收納及警示系統等。

1. 流理檯的高度須適合使用者之高度

⑴一般家庭的流理檯都是事先釘好的，很少會因為使用者的身高不同而做調整，導致個頭矮的人常需要踮腳尖或踩小板凳；個頭兒高的得彎腰駝背的做事。

⑵在安裝新廚具時，可先依使用者高度決定流理檯高度，一般建議流理檯高度約在髖關節的高度；部分市售之廚具具有可調高度的腳，可上下調整約五至十公分。

⑶倘若使用者有乘坐輪椅或無法久站須坐著的需求時，建議流理檯高度約在肘關節的高度，並考慮檯面下空間可容納腿部空間（一般約七十公分高），以利輪椅使用者靠近流理檯。

2. 流理檯須有防滴水桌緣系統

為避免清潔食物鍋具時，不慎將水潑至檯面流到地面而造成滑倒，在選購流理檯面時，建議選擇具防滴水桌緣系統之廚具。防滴水桌緣系統大致分為兩類：其一為桌緣突起，其二為桌緣上／下導水槽，前者將桌面積水阻擋以免流到地面，後者將積水沿導水槽引到洗碗槽或至牆面再洩至地面邊緣。

3. 常用物品置於伸手可及之處

⑴一般廚房之收納處為上層之懸櫃及下層之櫥櫃，當中風患者因拿不到懸櫃內物品而踮腳尖或踩小板凳時，較易發生跌倒之意外；但若物品置於下層櫥櫃之下半部，中風患者在取用時又必須彎腰或蹲下，容易因平衡不佳而跌倒，故建議常用物品應置於流理檯面、伸手可及之懸櫃及下層櫥櫃之上半部。

⑵當必須取用懸櫃內較高處之物品時，務必踩踏較寬大穩固之小板凳，且高度建議不超過十六公分；若必須取用最低處之物品時，建議最好先坐於椅子再彎腰取用。

4.須裝設必要之警示系統

廚房中常見的警示系統有偵煙器、偵溫器及瓦斯偵測器。偵煙器在烹調時因大意導致燒乾或火災發生初期之煙霧瀰漫狀況下，會發出高頻率之警示音；偵溫器在較新的建築內均有裝設，在感受到高溫時會亮紅燈並傳送訊息到大樓之火災警報受信器及鳴放警告音；瓦斯偵測器在偵測到瓦斯外漏時，會自動切斷瓦斯開關並鳴放警告音。三者均在提醒住戶處理廚房發生之意外狀況。

5.改換安全瓦斯爐

較新式的瓦斯爐具有防燒乾裝置及自動熄火裝置，可免除因一時忘記導致鍋子燒乾，甚或因熄火致瓦斯外漏，這對記憶力愈來愈差的中風患者而言甚為實用。

6.使用長柄撥桿式水龍頭開關及冷熱水自動混合活門控制

中風患者手的功能一般較差，傳統旋轉式水龍頭對中風患者而言較難開啟，左右分離式冷熱水設計亦較容易造成燙傷，均不適合中風患者使用。

二、行動

所有的中風患者在進入治療室後，最常問的問題便是：「我什麼時候可以走路？」可見走路在中風患者心中有多麼的重要。中風患者常會因單側偏癱而造成站姿平衡不佳及行走不穩，此時常須藉助一些行動輔具來協助安全的移動，包括枴杖或輪椅等，此外在周遭環境，亦常須搭配扶手及斜坡，才能安全的進出。

㈠行動輔具

行動輔具幾乎是絕大部分中風患者少不了的「朋友」，常見的有單枴、四腳枴及輪椅，唯在輪椅選擇方面，大多數使用者常沒有選擇到合適恰當的輪椅，反而容易造成一些後續變形或危險發生。

1. 單枴

單枴是一般行走不穩者最優先選擇的行動輔助器具，適用於輕度中風者。基本上是藉單枴加大承重底面積及外加手部的支撐力量，以增加行動的安全性及穩定性。

2. 四腳枴

當患肢承重能力不良，穩定度更差致單枴不足以支撐時，須使用底面積較大之四腳枴。四腳枴雖有底面積大之優點，但卻只適用於平坦寬闊之處，因其在登梯時，常會因底面積過大致超出階面範圍，或於地面凹凸不平處，四點未落於水平面致支撐力不垂直而造成跌倒。

3. 一般輪椅

當已無功能性行動能力或枴杖使用者須長時間、遠距離外出時，須搭配使用輪椅。一般輪椅為量產之制式化輪椅，骨架為不鏽鋼質或鋁合金質，坐面背靠為皮質或尼龍布，座寬多為十五至十八吋，後大輪一般有大中小三類，大輪適用於自行推輪椅者，中輪適用於他人推輪椅者，小輪一般為室內使用，部分款式另具有摺疊式手把，方便收納。

4. 特殊功能輪椅

目前量產之輪椅有多款具特殊功能，其中適合中風患者使用者有二：

(1) 可躺式輪椅：嚴重四肢癱瘓型中風併頭部控制不良之患者適用。此款輪椅之背靠可躺臥或背靠椅面同步後傾，並附頭靠以支撐頭頸部。

⑵活動式左右擋板：市售某款輪椅之左右擋板可取下合併為一桌板，該桌板角度可調成傾斜以適於閱讀，或單邊外旋成為一小茶几。

5.電動代步車

坐站平衡能力佳，然行動耐力不佳之中風患者，於戶外短距離移動時可採用電動代步車。型式有三輪及四輪兩類，前者因易於轉彎時傾倒翻車，不建議使用。

6.電動輪椅

對於有行動能力障礙卻又常須戶外活動者，建議使用電動輪椅。唯使用者須認知良好，反應力夠，以免因操控不良造成意外。

7.柺杖類輔具之選擇

手持類輔具之高度判斷方法，較常用者有二：其一為直立時，使用手自然下垂，手肘彎曲十五至二十度時之手腕高；其二為直立時，地面至大腿骨側之大轉子高。後者在使用上較方便。

8.輪椅類輔具之選擇

輪椅之選擇須依使用者之身材而定，一般而言建議尺寸如下：

⑴座寬：臀部至膝蓋間之最寬處加二吋。

⑵座深：臀部至膝蓋長減一吋。

⑶腳踏板長：小腿長減一吋。

㈡門口及玄關

身為一位從事居家服務的職能治療師，我們一直鼓勵長者能多多走到戶外，不論是與親朋好友的小酌泡茶、談天說地，或是沐浴徜徉在大自然的綠色懷抱裡，對長者的身、心、靈而言，都是相當好的一件事。然而，實際上碰到的情況是，即便是外出就醫辦正事，目前大多數的住家，在門口及玄關方面，並沒有考量到中風患者視力、體力及行動能力方面的需求，讓中風患者視外出為畏途。門口及玄關常見的問題有門口落差、照明及門口障礙物等。

1. 馬路與住家間有落差的處置方法

一般對於落差的處理，可區分為步行及乘坐輪椅兩種：

⑴步行者：落差在一階者，可安裝一支短扶手於較高處；落差在兩階以上者，最好能安裝落地或靠牆扶手，以提供中風患者抓握。

⑵乘坐輪椅者：落差在一公分以內者，可不需要特別處理；落差在一至二公分者，須裝設一：二小斜坡；落差在二公分以上者，須裝設長斜坡。斜坡之斜度比（高：斜坡長）在自行推輪椅者為 1：12；在他人協助推輪椅者為 1：4。斜坡視落差高度不同須於邊緣處加設防護緣、扶手或安全牆。

2. 門口須有照明燈具

一般家庭在進出大門時須以鑰匙開啟，而鎖孔通常偏小且有方向性，須以目視調整之。倘若門口於夜間光線不足，要視覺功能退化的中風患者來操作細小的鑰匙是一項困難的任務。故改善門口之照明，不但可避免中風患者誤踩鞋子等雜物，亦有助於中風患者順利使用鑰匙開啟大門。

3. 門口上方須有足夠大之遮雨設施

當雨天時，功能較好的中風患者能一手拿枴杖，一手持雨傘，在靠近家門時，是該放下枴杖冒著跌倒的風險來開門，還是放下雨傘淋雨來找鑰匙開門？倘若在門口有足夠大之遮雨設施，即可避免這些風險，且亦有利於其他家人於雨天之方便性。

4. 門口／玄關不可有雜亂物品，如鞋子、雨具許多人在進出家門時，會將雨具、鞋子等隨意脫放門口，導致後來者或路過的老人因不慎踩踏到而致跌倒。中風患者之視力、單腳站平衡能立及反應力均不若一般人，極有可能因看不清楚、不知何處可落腳或踩踏到異物而造成跌倒。再者，中風患者因少一隻手、防護支撐力弱，一旦跌倒也較一般人容易骨折或撞及頭部。

5.門口最好不要有踏墊或踏墊須固定

門口的踏墊與鞋子等雜物對中風患者而言都是障礙物，根據國外的研究，門口踏墊是造成跌倒最主要的原因之一。因踏墊不但造成地面不平有落差，且常會有中央隆起或邊緣翻起等現象，造成地面不平的情況更嚴重，而造成跌倒受傷。故在門口處最好不要有踏墊；即使有，也最好將之以強力膠或釘子固定於地面。

6.門寬須容許必要之移動器具進出

⑴早期建築物的門寬大多較窄，約六十五至八十五公分，這對一般步行的人還好，但中風患者有許多人須藉助各種輔具，如枴杖、輪椅等，如此對於門寬的要求便較高。

⑵一般建議，使用單根枴杖者，門寬至少須七十五公分；使用一般輪椅者，門寬至少須八十公分。

7.門口／玄關空間須容許開關門之動作

⑴一般開關門的方式有兩種，一為左右橫開式或上下直開式，一為傳統內外開式。前者由於不占用任何空間，故廣為無障礙設施設計所採用；而後者，由於在開門時會有向自己拉開門致必須向後移動的需求，導致對所有平衡不佳的中風患者及輪椅使用者皆有不便的情形，此外，有些住家在大門內開處空間不足或有落差，造成無足夠空間後退或有跌落下一階的危險性。

⑵一般建議，步行者，在內開門前，扣除開門軌跡，至少仍須五

十公分以上之空間；乘坐輪椅者則仍須一百二十公分以上之空間。

8. 玄關須有穿鞋之坐椅

大部分家庭在外出時均會換上室外鞋，或在返家時換上室內鞋，針對中風患者單腳站時平衡不佳，建議於玄關（或門口）更換鞋具處，須有椅子供中風患者坐著換鞋，以免跌倒。

㈢樓梯

台灣早期的房屋設計多僅有樓梯，樓梯間是屬於有垂直落差的地方，這對於視覺功能較差、肢體控制不良、平衡不好及肌力不足的中風患者而言，是相當容易發生嚴重意外的地方。樓梯間常見的問題有照明、扶手、止滑設施及雜物堆積等。

1. 樓梯間須避免堆放鞋櫃、鞋子等雜物，影響行人安全通行

樓梯間雜物易使視覺功能較差或平衡不良之中風患者因不慎踩到而致跌倒。

2. 樓梯兩旁須裝設等高之連續型扶手，終端再水平向前延伸三十公分

⑴樓梯兩旁皆設扶手，有助於任一單側偏癱者於上及下樓梯時扶持。

⑵終端延伸三十公分之目的在踏上最後一階時，手仍能向前扶到扶手；早期許多扶手設計與樓梯等長，常讓中風患者踏上最後一階時，手因扶持落在身後之扶手而跌倒。

3. 扶手直徑約三至五公分，距壁面至少五公分

⑴扶手直徑因人而異，東方人一般約三至五公分；直徑適中使用者才抓的牢，危急時才不致跌倒。

⑵扶手距壁面若少於五公分，伸手去抓握扶手時，手指易戳到牆

壁受傷。

4.標準階梯規格：階寬至少一百二十公分，階高不大於十六公分，階深不小於三十公分。

早期階梯規格較不符現行標準。階寬不足，兩人相會時易發生擦撞；階高過高，中風患者於登梯時，須將腿抬得較高，無力或不穩之中風患者易發生跌倒；階深不足，於踩踏階梯時，腳跟或腳尖易超出階面，導致跌倒。

5.每一梯階邊緣須貼防滑條及加顏色區隔

(1)階面邊緣加貼防滑條，可避免中風患者於登梯時不慎滑倒；加顏色區隔有助於視覺功能不佳之中風患者，區辨有高低落差之階梯所在。

(2)市面上現有具不同顏色之防滑條，可兼具防滑及提醒之功能，有分不同寬窄之規格。

6.必要時使用合適輔具協助登梯

長者因任何理由致無法安全獨立登梯時，可藉助適合的輔助器具，包括升降機、輪椅爬梯機等。

三、育樂

育樂算是目前台灣中風老人最缺乏的一個項目了，在臨床上訪問中風患者，幾乎所有人的回答都是看電視。其實，中風患者由於身體功能的改變，不一定適合使用一般的器具，必須配合適當的輔助器具或選擇專用的器材，讓中風患者一樣能夠享受原本的休閒娛樂。

1.頸掛式放大鏡

年紀大了後，許多長者都須要藉著放大鏡才能閱讀報章雜誌，一般放大鏡須要以手扶持，但對單側偏癱的中風患者而言，無法一手持放大鏡一手拿報章雜誌。頸掛式放大鏡可將放大鏡掛在胸前，空出一手來拿報章雜誌或書籍。

2. 片式放大鏡

傳統放大鏡面積較小，在搜尋較局部的文字時，常須將放大鏡移來移去反覆尋找，片式放大鏡能將一整面文字通通放大，減少反覆搜尋的麻煩。搭配長臂固定夾還可讓中風患者空出手來操作其他事務。

3. 檯燈式放大鏡

許多中風患者家中照明不喜歡太亮，然在閱讀時會有偏暗的問題，此時檯燈式放大鏡可兼顧照明及放大鏡之需求，方便中風患者閱讀且還可空出手來做事。

4. 圖片快捷鍵電話

對於年紀更長或認知受損的中風患者而言，記憶一長串的電話號碼是一件非常吃力的事，即便寫在一旁讓中風患者邊讀邊撥號，也是不太方便，圖片快捷鍵電話可將常用號碼設定在上方之快捷鍵上，同時快捷鍵上可外加號碼主人的照片，以方便中風患者辨識。

5. 體積放大型麻將

針對國人較偏好玩麻將，坊間亦有特別設計之體積放大型麻將，適合長者辨識圖案及翻轉操作。

6. 黏黏樂

黏黏樂是近年來少數針對長者設計之休閒活動器材，是以直徑五至六公分附鉤面魔鬼氈的塑膠球，以類似射飛鏢的模式丟向懸掛的九宮格目標，可增加中風患者上肢關節活動度及手眼協調能力。

7. 麻將賓果

麻將賓果亦是近年來少數針對長者設計之休閒活動器材，是結合東方的麻將及西方的賓果遊戲而衍生出的新產品，又分為九格與十六格兩種，其最大特色為棋盤一律採不反光表面特殊處理，以免長者在遊戲過程中因棋盤反光而致看錯。麻將賓果可促進中風患者的手指靈巧度及認知功能。

Note

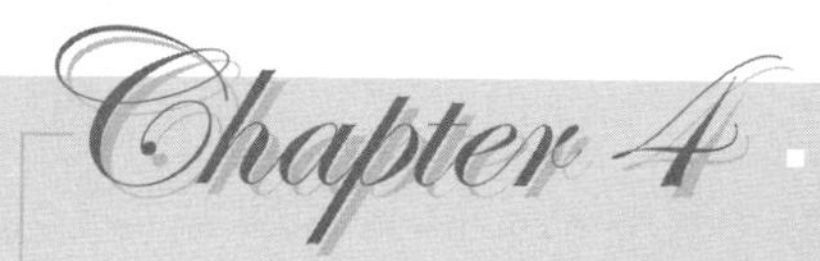

居家職能治療

中山醫學大學附設復健醫院復健科職能治療師　劉秀之

藉由職能治療活動設計的精神，我們可在家中找到許多隨手可得的用具，加以調整或改裝即可成為簡易的治療工具；或者也可憑藉日常生活熟悉的動作與家事搭配設計的活動，來增加患者的功能恢復。本章節針對中風患者有可能產生的功能損傷，介紹家屬居家可為中風患者執行的簡易復健活動，搭配著圖片說明，淺顯易懂，相信經過不斷的練習必定會有很好的治療成效。

喪失姿勢控制能力與平衡感是中風患者最常見的首要問題，簡單的說就是不會坐、不會站，比較嚴重的患者會失去靜態坐姿平衡，也就是靜靜地坐在床邊就會傾倒。其次的問題則是出現手腳不聽使喚，一般的中風患者多為單側偏癱，也就是失去單邊動作的控制能力，復健時稱呼未受損的一邊為健側，而受損的另一邊則為患側，但有部分患者因疾病位置產生雙側動作皆受損之情形，復健時則會以動作控制較佳的一邊視為健側邊來練習，依照中風患者常出現的動作問題與功能損傷，將本章分為四大部分：分別為坐姿平衡訓練活動、站姿平衡訓練活動、行走訓練活動、上肢功能訓練活動。也許讀者會懷疑為何沒有肌力訓練的活動介紹，因為作者認為肌力訓練對大部分的中風患者容易誘發出不正常的肌肉張力，此過強的張力不管是彎曲型或伸直型皆不利於患者的動作學習，反而會破壞動作的協調性，有可能降低患者日後恢復的功能，故此類增強肌力活動須經治療師審慎評估後才可使用，以免適得其反。再次強調另一個家屬最容易發生的錯誤，就是求好心切的心情下給予患者過多的壓力與訓練，或者要求患者能力不及的復健活動。一方面有可能誘發出過多的肌肉張力，另一方面會降低患者的自信影響學習，一旦張力增強到不可控制的程度就會抑制正常動作的恢復，也就是限制了患者未來的功能恢復，千萬不可輕忽錯誤的訓練所帶來的反效果。

一、坐姿平衡訓練

首先針對最基礎的坐姿平衡訓練起，平衡能力分為靜態與動態兩種，靜態指的是靜靜的坐在床邊不會傾倒，至於動態坐姿平衡指的是在拿東西或彎腰時，身體可否維持平衡而不倒。以下依照難度介紹幾種居家復健活動，家屬可依患者程度採用適當方法，再依序逐一訓練，運動的時間也依照患者體力調整，一次時間可由二十分鐘漸進至六十分鐘，重要的是平衡訓練活動首要切忌跌倒的發生，因為受到患者的年齡與躺床因素，容易造成骨質疏鬆，跌倒後發生骨折機率時有所聞，所以家屬必須坐在患者的患側邊，隨時注意安全並扶正可能失去平衡的患者。

1. 靜態支撐訓練——患者坐在床邊，兩手支撐床面，患側手無力時可用上肢支架輔助（圖 4-1），坐立時間慢慢增加，可利用看電視或聽音樂、唱歌等活動，來提升患者動機，延長持續時間，前方可擺放桌椅，但必須穩固作為

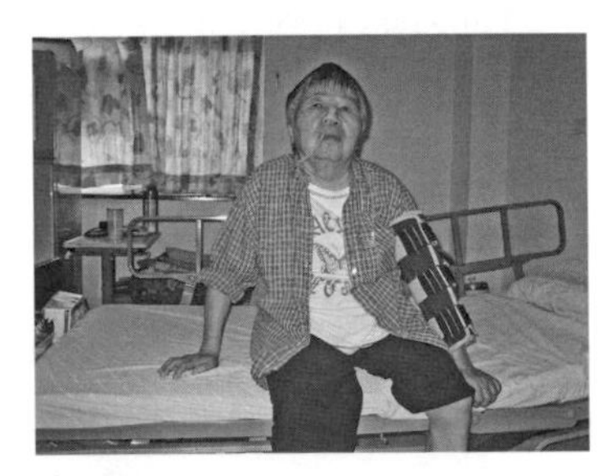

圖 4-1

提防患者向前傾倒的扶持物。

2. 靜態放手訓練——如果靜態姿勢下可維持不傾倒，則可增加活動的難度，如雙手放開支撐，使用健側手丟、接、拍球（圖 4-2），情況進步時可使用好手緊握患側手做相同動作；另一個方法為使用健側腳來接、踢球（圖 4-3），此項活動可增加腰部的穩定度與坐穩的平衡感，上述兩項訓練最好有兩位家屬（一位在前面控球，另一位在患者身旁）執行活動才能確保患者的安全。

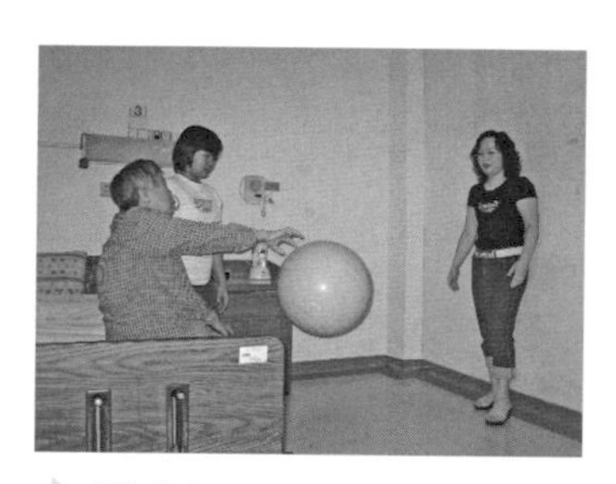

圖 4-2

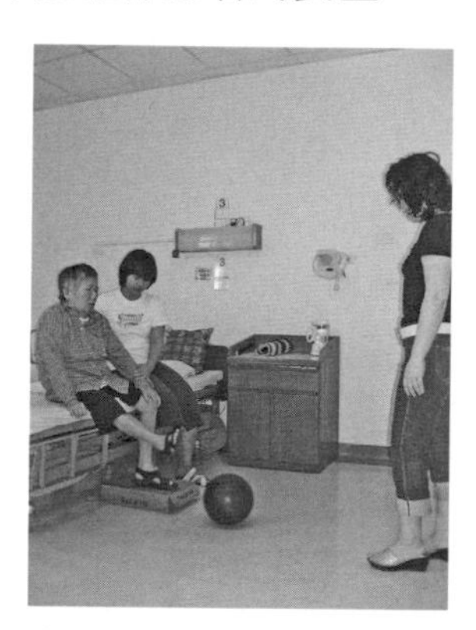

圖 4-3

3. 動態平行方向移動訓練——動態移動訓練的意義是指身體重心必須超過原有靜態範圍，也就是重心移轉訓練，可先由平行方向開始，如由遠方桌面拿水杯倒入眼前的水杯中，或者交換反覆訓練（圖 4-4）；或者使用各種棋類，如象棋、跳棋、圍棋等，從患者伸手可觸摸的最右方拿到最左方，然後相

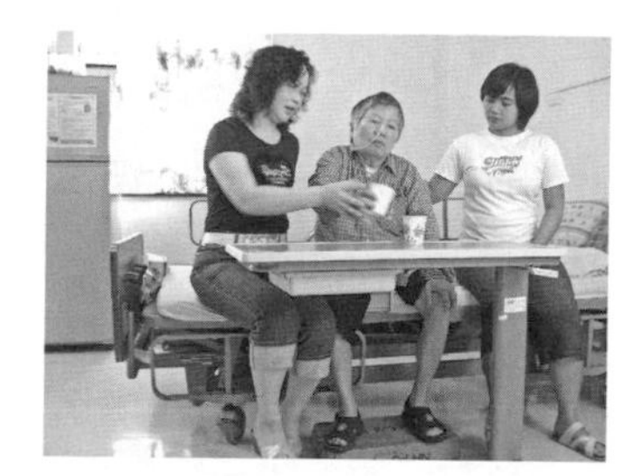

圖 4-4

反方向反覆練習。

4. 動態垂直方向移動訓練——垂直方向指的是由地面到手向上可觸及最高處，可先從朝向健側方的可及低處，將置放的物體放到高處（圖 4-5），而後慢慢將物體移動到兩腳中間，最後可放置在患側腳之外前方來增加困難度。

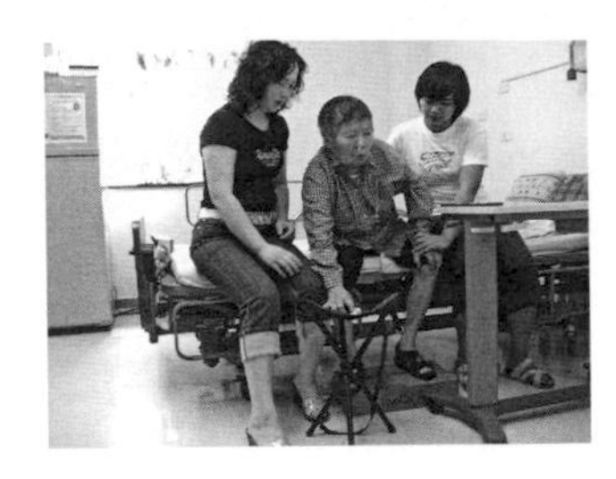

圖 4-5

5. 綜合日常生活訓練——如果將坐姿訓練融入日常生活也是一種很好的練習模式，如吃飯時背部不靠椅子是一種靜態坐姿訓練；穿衣、穿鞋時，身體如能不傾倒也是維持動態平衡的表現，所以加強這些活動的獨立性，不僅提供實質上的功能進步，對復健而言也是非常重要的一環。

二、站姿平衡訓練

當坐姿平衡達到穩定程度時即可進入站姿平衡訓練階段，如同坐姿復健活動，站姿活動同樣也分成很多步驟來漸進式加強控制能力，家屬必須站在患者之患側邊，手扶在腰間保持平衡，必要時可買S腰帶或助行腰帶以方便抓握（圖 4-6），注意患者須保持對稱性站姿，也就是雙腳平均站穩，以免往後產生代償性歪斜的站姿與步行狀況。

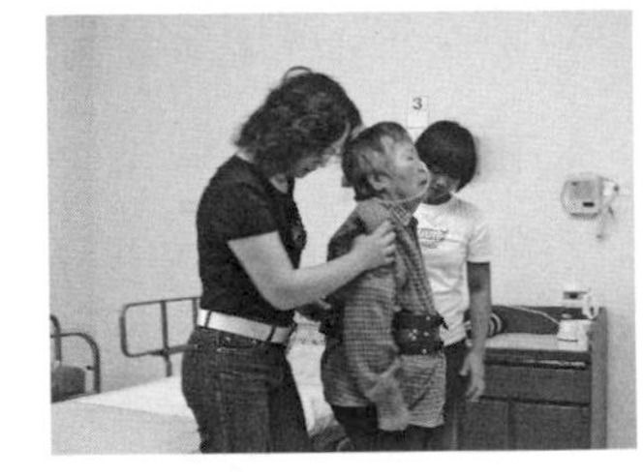

圖 4-6

1. 靜態支撐訓練——患者站在床前，健側手扶持枴杖站起，患側腳如果支撐不住可使用下肢支架輔助站立（圖 4-7），同時慢慢增加站立時間並學習放手與拆掉支架。

2. 靜態放手訓練——若可放手獨立站穩後，可使用健側或雙手來丟、接、拍球（圖 4-8），球的方向與力道可依據患者能力增加範圍與大小，來增強站穩的能力。有些家屬可能會使用靠牆壁的支撐來練習放手，但作者不建議此方法，因為容易誘發出向後傾的姿勢控制模式，無法真正訓練臀部伸直的力量，一旦離開牆壁則會出現向前傾倒的姿勢。

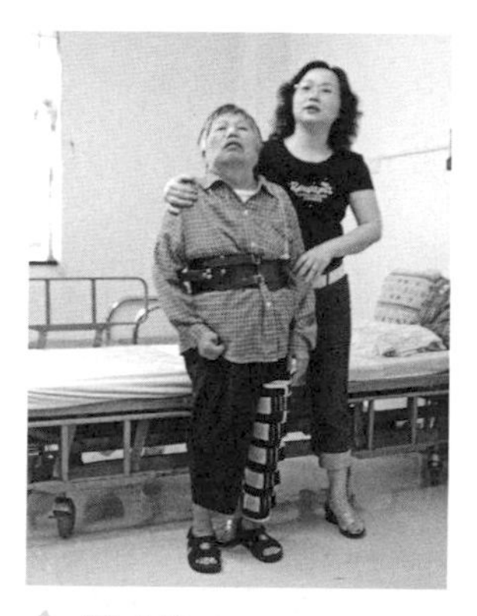

圖 4-7

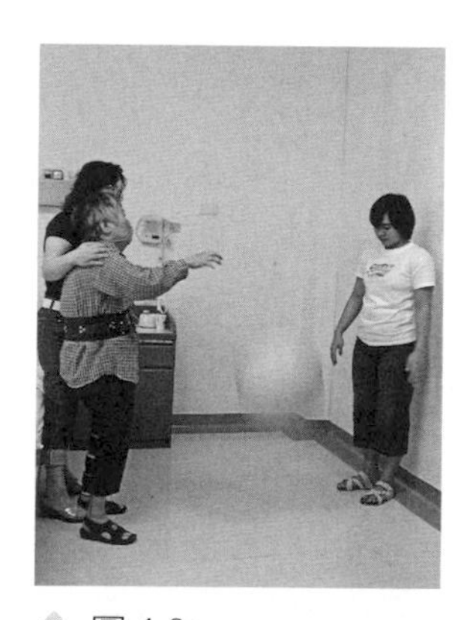

圖 4-8

3. 動態平行與垂直方向移動訓練——此訓練方法與坐姿活動完全相同（圖 4-9），訓練物可變換為家中隨手可得的物品，一次拿取的次數以二十次為適中，坐下休息再反覆練習共約三回。

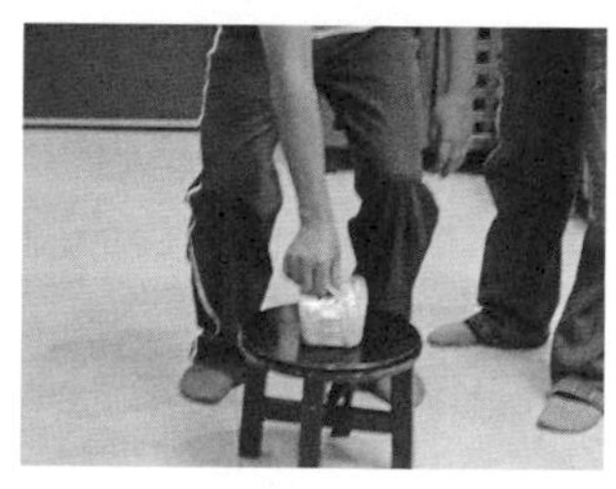

圖 4-9

4. 患肢獨立載重訓練——當平衡感建立後可增強患側腳承受身體重量的能力，此能力為獨立行走的前身，訓練的活動有患肢承重下健側腳踢球（圖 4-10）或者是健側腳踩在小板凳上從事各類活動（圖 4-11）。

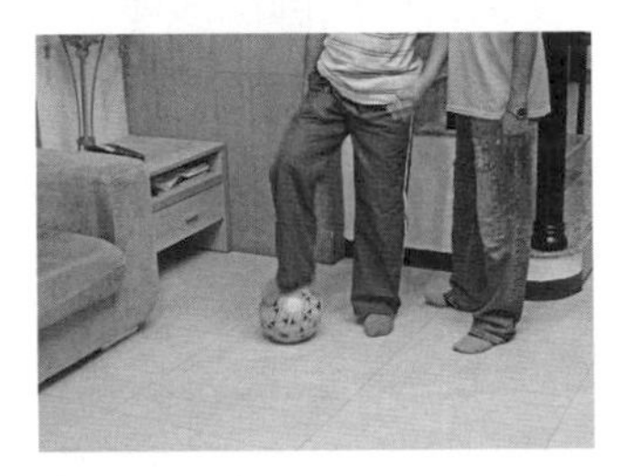

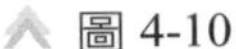

圖 4-10

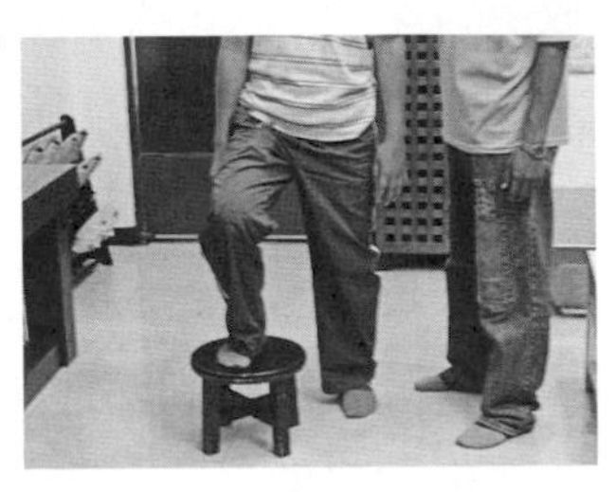

圖 4-11

5. 綜合日常生活訓練——融入日常生活的靜態平衡訓練有站著刷牙、梳頭、洗臉等；動態方面則有擦玻璃、擦桌面等，這些都是單手即可獨立完成的活動，應及早鼓勵患者自我達成。

三、行走訓練

當患者的動態站立平衡達到不錯的程度時，我們可著手進行行走訓練，由於下肢主要功能是「移動」與上肢的功能「操作」有相當大的差異，所以職能治療在行走訓練的活動設計，採用改變環境與移動方式來加強行走的能力與穩定性。訓練的方向有三大類，分別為行走輔具的使用與脫離、行走的移動方式與行走的介面，藉由難度的增加與不同情境的練習，達到最終安全且自由無礙地行走。

1. 行走輔具的使用與脫離——首先在患者平衡能力尚不足時，可使用四角枴杖當作行走輔具，正確步驟為枴杖先行移出一步（圖 4-12），之後患側腳跨出一步至枴杖平行處，最後健側腳跨步到患側腳前方（圖 4-13）。平衡能力進步時，家屬可漸進式更換輔具到單腳枴杖，甚至脫離輔具至獨立行走，此時先沿著家中牆壁

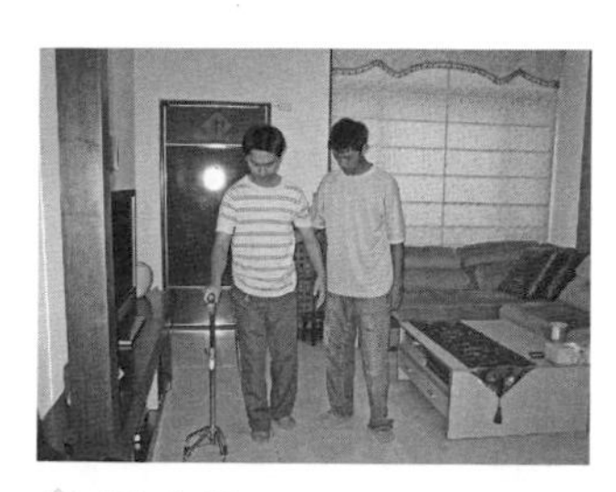
圖 4-12

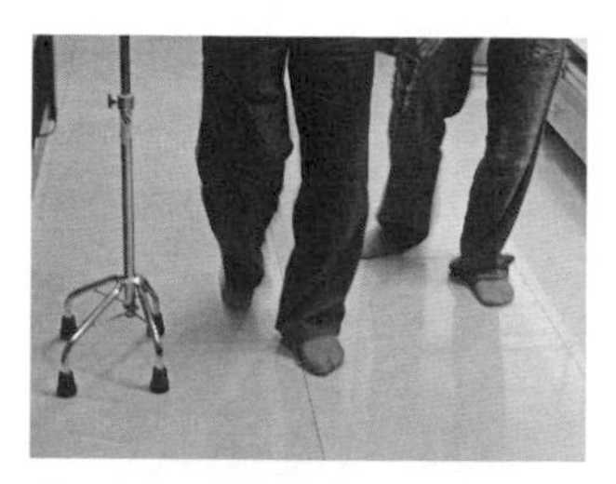
圖 4-13

練習，可降低跌倒的危險性。

2. 行走的移動方式——雖然大部分的行走方向都是往前，但是也有機會須後退或轉彎，所以訓練行走能力時，必須學習各種方向與路徑的變換，才能應付外在的環境需求。其中的方向與路徑就包括有向前走、後退走、橫向走（圖 4-14）、左右轉等，反覆練習即可增加行走的平衡能力。

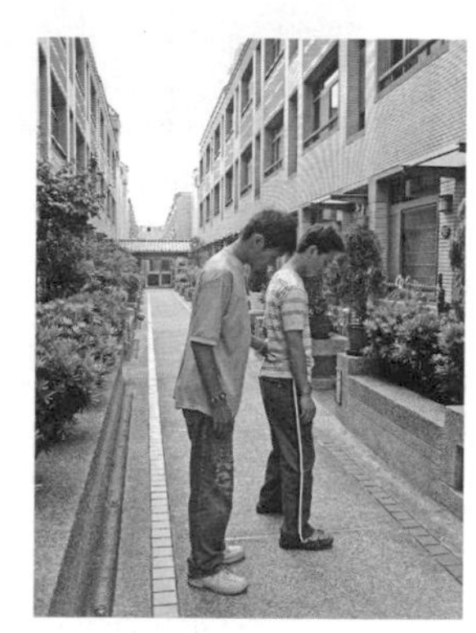
圖 4-14

3. 行走的介面——所謂的行走的介面不同指的是地面的高度變化，也就是除了平坦地面的行走外，我們還須學習上下斜坡與階梯的能力，家屬可利用家中的樓梯或居家附近的公園學校找尋適合練習的環境，注意的是應採用順序較為安全的步驟，即上樓梯時健側腳先行（圖 4-15）而下樓梯時則為患側腳先行（圖 4-16）；最後如果這些困難的行走模式都能輕易完成時，可增加跨越障礙的訓練，利用家中的板凳或椅

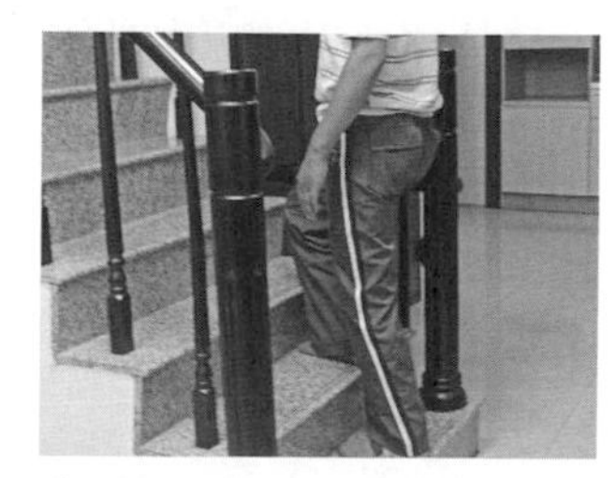
圖 4-15

子形成障礙物，要求患者跨越後返回（圖 4-17），高度與距離可逐漸加大來增加難度，一切的訓練皆以安全為前提，這才是最正確的復健觀念。

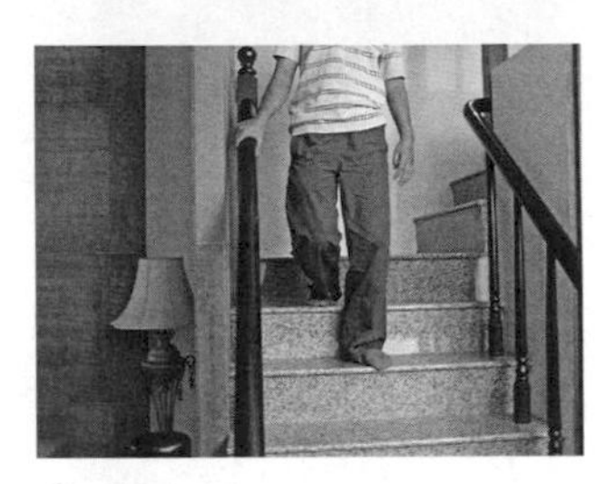
圖 4-16

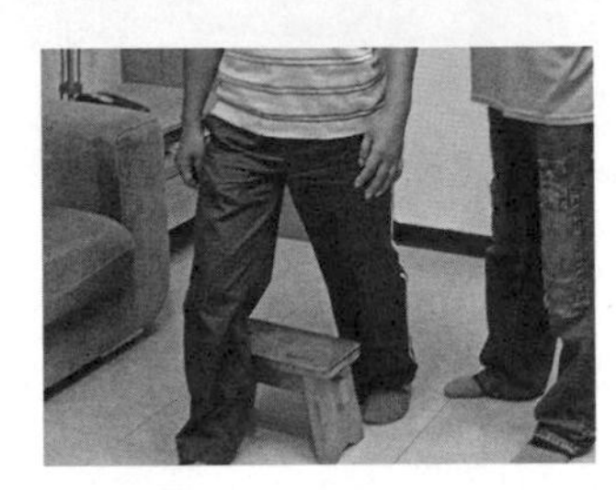
圖 4-17

四、上肢功能訓練

上肢的功能恢復比起下肢動作或行走功能恢復更為複雜且困難，因為牽涉到多個關節控制，包括肩、肘、腕、指等互相搭配，以及需要多種動作恢復才能有效的操作手部動作，再者在復健過程中有可能產生不正常張力的互相牽制，手部復健一直是中風患者最難訓練的一個部分，需要家屬與患者相當大的耐心來學習。

就各個關節而言，肩部功能是主要將手固定在一定的平面，手肘則是負責移動方位，而手指掌管操作物體，各司其職，文章依照近端肢體負責的粗大動作與遠端肢體的精細動作分成兩個部分解說，以方便讀者學習。

1. 粗大動作訓練——依照活動特性分為三類介紹，內容分別為健側手帶患側手的活動，患側手支撐承重活動，患側手獨力操作活動。

⑴健側手帶患側手的活動——由於中風初期常出現整隻患側手完

全無力的情況，故須借助健全的另一隻手一起來完成活動，並保持它的靈活度以防止關節硬化的情況發生，我們可利用枴杖或輕質握柄的拖把來幫忙將雙手抬高至頭頂（圖 4-18），或利用好手壓住患側手做毛巾擦拭桌面的活動（圖 4-19），必要時可穿上支架幫忙。

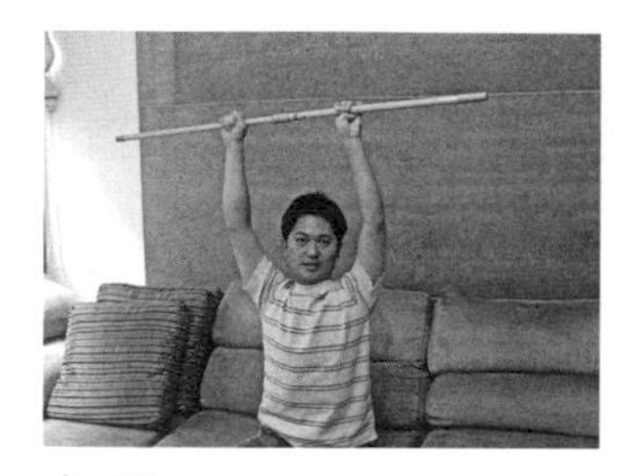
圖 4-18

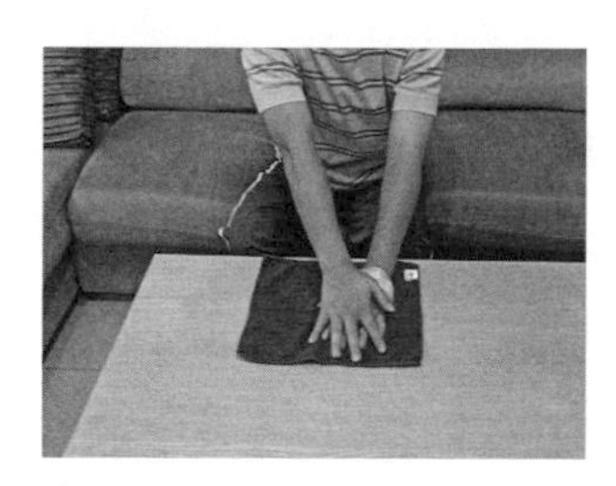
圖 4-19

⑵患側手支撐承重活動── 在中風的恢復期會遇到張力的增加造成手肘彎曲的現象，此時應加強患側手支撐承重以減低其不正常的張力，我們可利用站立時將患側手固定在桌面，健側手完成家事清潔的工作，或者坐在床邊，患側手支撐在床上，好手來摺疊衣物（圖 4-20）等，同樣的，必要時可加裝支架輔具。

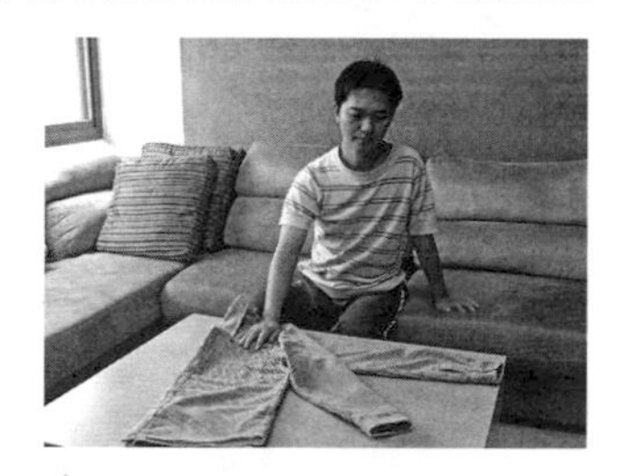
圖 4-20

⑶患側手獨力操作活動──如果患側上肢可抬高時，可練習獨立擦玻璃（圖 4-21）；再者可試著控制擦拭桌面（圖 4-22）；如果手部的抓握功能可配合時，再訓練將衣櫃中衣物一件件的拿下再放上去；最後可練習梳頭或者拿著吹風機烘乾頭髮來增強肩部支撐的耐力。

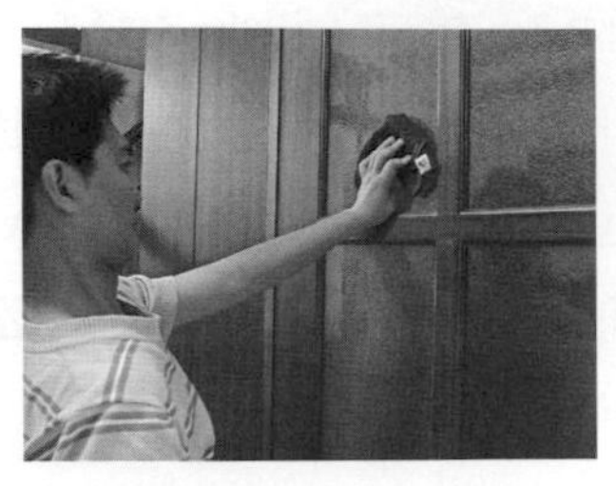

圖 4-21

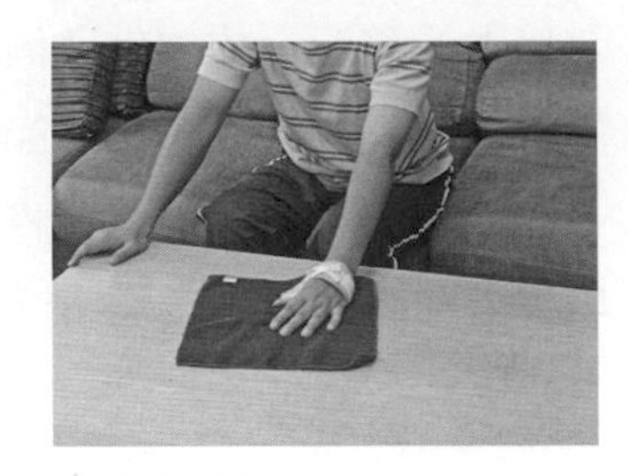

圖 4-22

2. 精細動作訓練——手的靈巧度是由手掌學習抓放物體開始，而後使用手指抓握物體，之後再進步到操作物體，包括移動物體、旋轉物體等，最後發展到操作工具的能力；作者依照上述發展順序介紹復健活動，如果各項動作皆已恢復完成，可再增加其肌耐力來強化手部的功能。

⑴手掌抓握訓練——練習抓握紙杯（圖 4-23）或沙包 ，以及學習抓握塑膠杯喝水，可用來訓練手掌抓握與釋放物品。

⑵手指抓握訓練——此處是強調使用大拇指與食指及中指間的抓握動作，可利用抽取式衛生紙用一抽一放的動作（圖 4-24）來

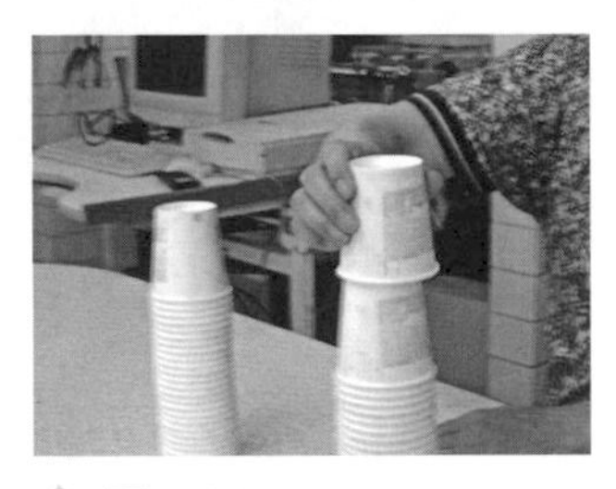

圖 4-23

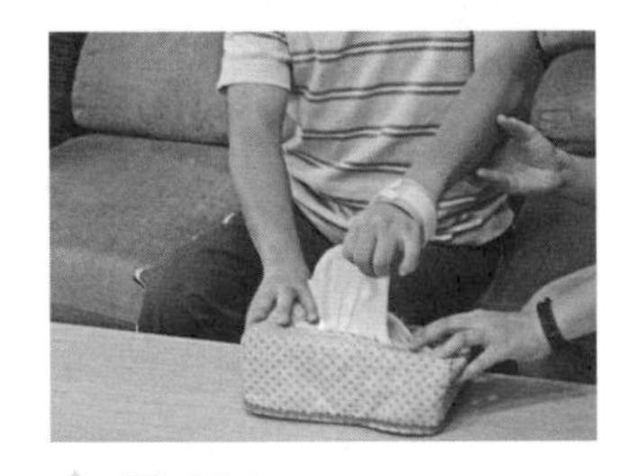

圖 4-24

練習，其他活動如抓握各種棋類練習，包括象棋、跳棋、圍棋等，物體愈小則愈難，最小可訓練拿起紅豆（圖 4-25）、綠豆以及米粒，或任何家中現成之小東西（圖 4-26），來加強其手

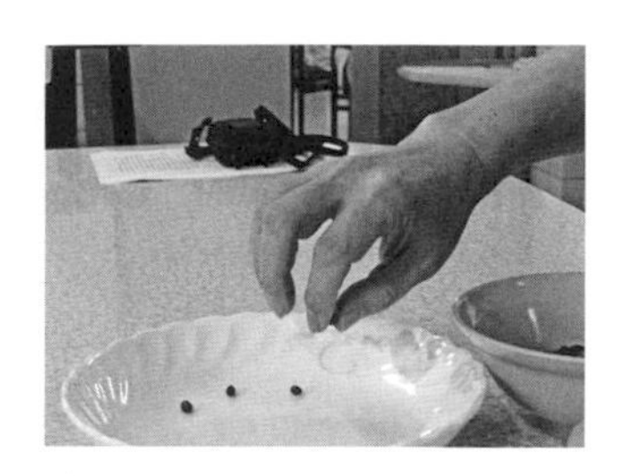

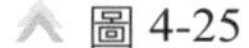

圖 4-25

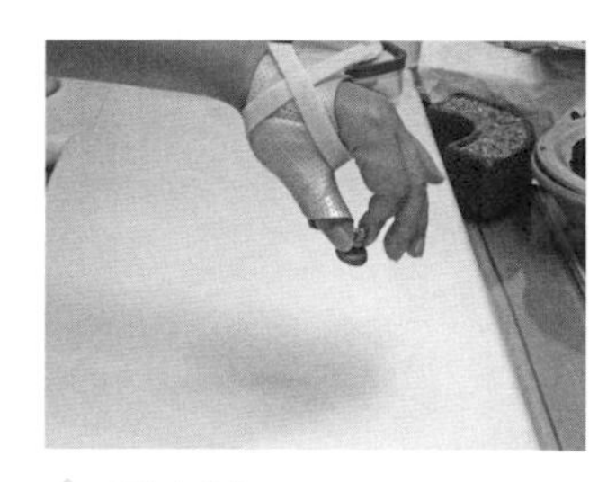

圖 4-26

指尖端末梢的抓握能力。

⑶操作物體訓練——可練習將象棋或麻將牌旋轉翻面（圖4-27），也可藉由觸摸字體來玩猜字遊戲，增加趣味增強復健的動機；另外可練習打開保特瓶蓋（圖 4-28），來加強手指旋轉操作功能；其次如日常生活穿衣活動中的扣釦子及拉拉鍊動作都可作為訓練的活動。

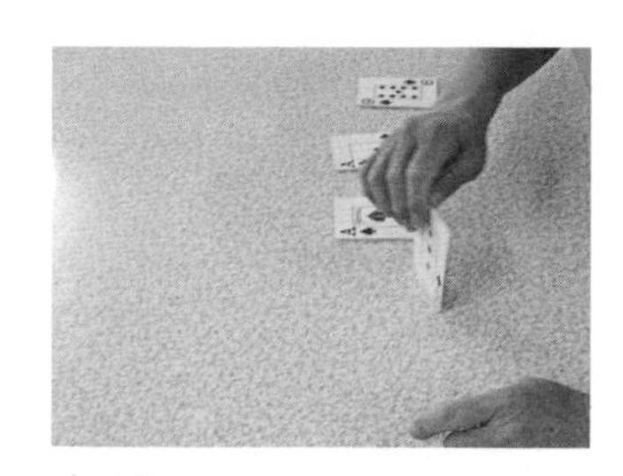

圖 4-27

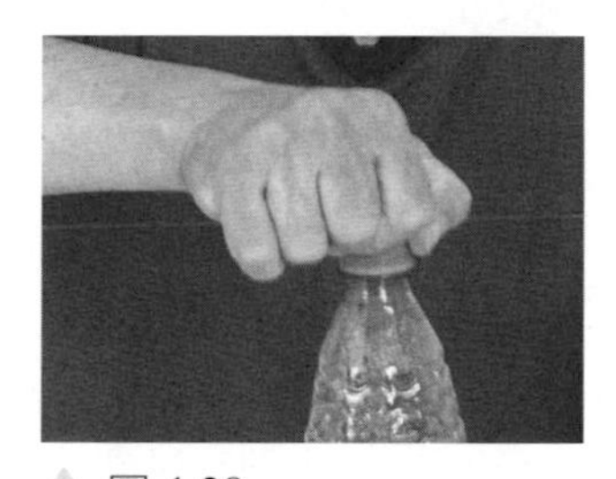

圖 4-28

⑷操作工具訓練——可利用湯匙及筷子來練習夾取物品，如上述之棋類或豆類等（圖 4-29）；其次可藉由剪刀剪出各式的紙形來加強操控剪刀的能力（圖 4-30）。

⑸肌耐力訓練——如果患者動作恢復接近正常而又沒有出現明顯不正常張力時可進入肌耐力訓練，利用製作麵團中使用擀麵棍

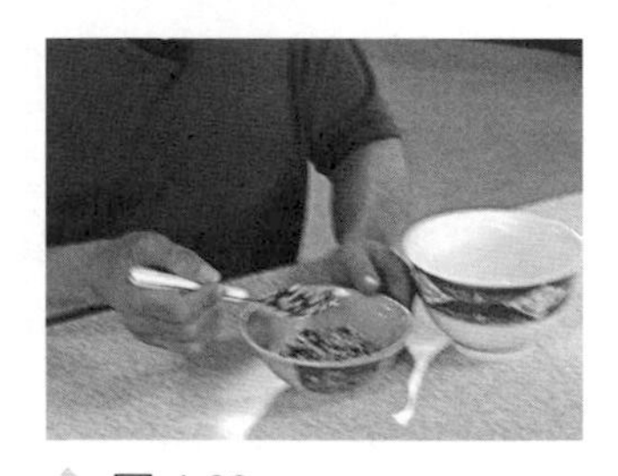

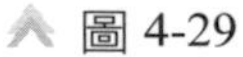 圖 4-29

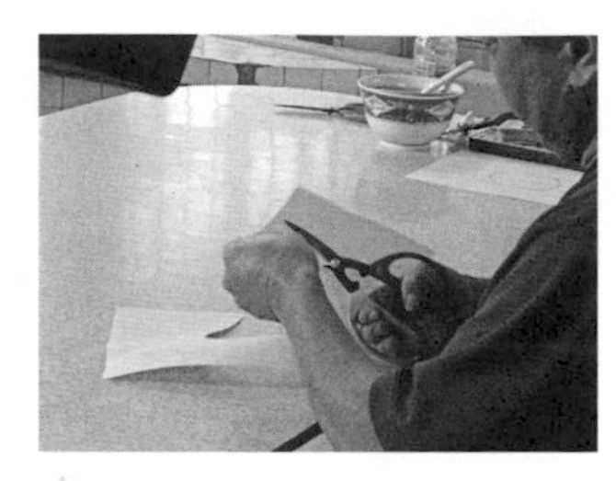

圖 4-30

與手壓麵團來增加腕力與指力（圖 4-31），其次使用家中藤剪來剪免洗筷也是練習的好方法（圖 4-32）；還有手洗衣物也需要相當的手部力量才能洗淨。總而言之，其實各種家事處理工作都是最好的復健活動。

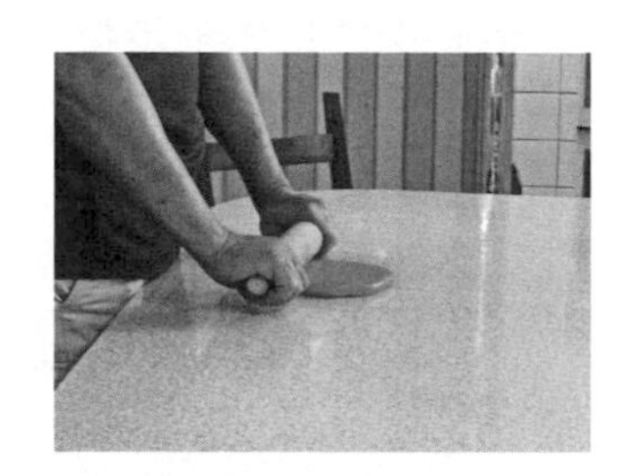

圖 4-31

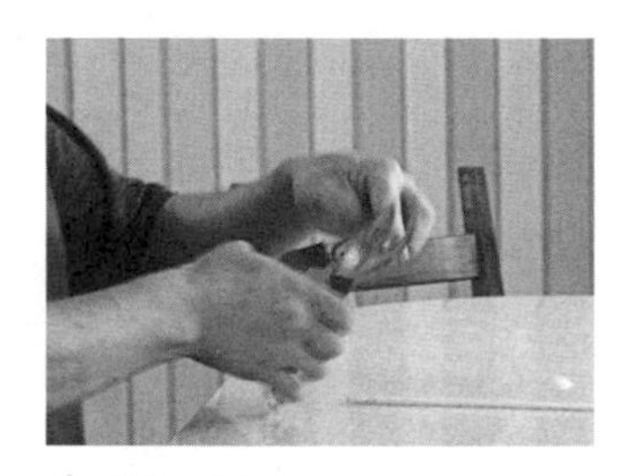

圖 4-32

職能治療的活動設計原本就非常活潑與多變，只要掌握原則即可發展出各式的復健活動，希望藉由剖析中風患者常見的功能損傷與其所需的功能恢復方法，提供家屬一個引導；再次強調不是每個患者都能得到最完整的復原，千萬不可揠苗助長，須循序漸進不斷的反覆練習操作，鼓勵患者不僅克服障礙還要超越障礙，完成自我照顧甚至自我實現的目標。

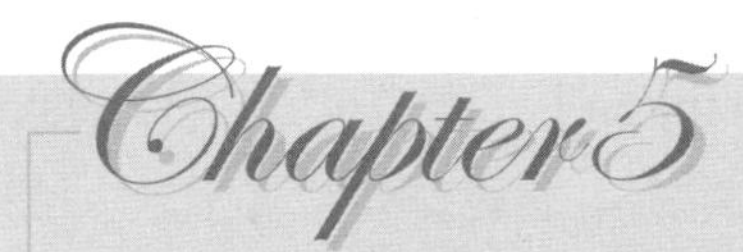

知覺認知功能復健

中山醫學大學職能治療學系副教授 陳美香

一、前言

認知指的是一種人類心智整合的功能，導致我們有想法、思考，並使我們的行為有目的性，它包括了我們日常生活中訊息和資訊的獲得、處理與應用，所以認知可說是一個人特有的本質與核心。事實上，如果一個人沒有能力去記得過去，那麼他將會失去對自我的感覺，也就是說認知不只是影響一個人選擇去做什麼，也會指導經驗是如何被記住和如何被整合。

很清楚的，認知會影響所有人類職能的選擇、表現、分析和學習，除此之外，它也可以用來預測受傷或疾病之後的復健結果，Sandstrom和Mokler在1990年提出認知功能是可當作一個重要的預後結果，且在嚴重動作障礙中風的個案來說是很多樣化的表現。

二、常見的知覺認知問題

單側忽略常因為右腦半球的受損所導致（如右腦中風），指無法對於腦傷對側的刺激做反應或定向。是一種症狀的呈現，主要呈現的症狀行為有：無法對來自環境一側的刺激做定向或反應（hemi-inattention）；無法對對側視覺刺激做定向（hemispatial visual neglect）；當兩側同時給刺激時，對於受傷對側的刺激無反應（extinction）；對感覺的定位有問題（allesthesia）；動作忽略（hemiakinesia）等。

單側忽略分為兩種次型態：感覺忽略和動作忽略。感覺忽略包括無法察覺空間中一側的所有刺激（spatial neglect）或無法察覺身體一側的所有刺激（personal neglect），此在聽覺、觸覺或視覺上都可以很明顯的觀察到。而動作忽略則是肢體無法在腦傷對側空間啟動或執行動作。分成許多型態：無法移動肢體（limb akinesia）；可移動肢體，但需要延遲一段時間或需要很多的鼓舞（hypokinesia）；動作的幅度減少（hypometria）；無法維持動作或姿勢（impersistence）；動作一直反覆（motor perseveration）；當雙側肢體要同時移動時；無法移動其中腦傷對側的肢體（motor extinction）。一般來說，要分辨感覺忽略和動作忽略是不容易的，因為感覺忽略的測驗常需要某些形式的感覺輸入。

臨床舉例：85歲的王老先生是個右大腦中風的病人，在症狀穩定回家後，太太漸漸發現有時在他的左邊和他說話時，他似乎聽不見，頭回也不回一下；且平常用餐時，王老先生總是只吃完盤子的右邊部分，就說自己吃完了，感覺盤子左邊的飯菜根本就不存在一樣。不僅如此，在生活中王老先生幾乎事情都只有做一半，比如說刮鬍子只刮右邊臉，刷牙只刷右邊牙齒等……。

動作計畫（praxis）指人們適應環境可以快速的構想和計畫動作行為；而動作計畫不能（apraxia）指存有完整的感覺、動作和協調，可是無法執行有技巧性的動作。此種症狀常見於左腦傷的個案（如左腦中風），這些個案可以自動的使用肢體在每天日常生活的活動中（如吃飯、刮鬍子、開門等……），但如果要求他們用手勢和動作來表達意思或執行一系列的活動時，表現則較不正確也較不平順。有研究指出在吃飯的活動中，動作計畫不能的個案比一般正常人有較低的效率、較不好的組織和較多的錯誤。此表示動作計畫不能會影響到日常生活活動。常見的動作計畫不能的型態有：

1. 肢體動作計畫不能（limb apraxia）：與左腦傷慣用手為右手和右腦傷慣用左手有相關。分為二種次型態：
   ⑴觀念運動動作計畫不能（ideomotor apraxia）── 產物錯誤；如可以使用工具，但動作笨拙。
   ⑵觀念化動作計畫不能（ideational apraxia）── 對於系列性的活動有困難；如洗澡時先沖水，再脫衣服。
2. 建構動作計畫不能（constructional apraxia）：指在空間組織中的失能，此種個案對於抄寫、繪畫和建構二、三度空間的圖案會有困難，除此之外，對於日常生活中的活動也有影響（如擺設桌子、做三明治、穿衣服等……）。此症狀在右腦傷和左腦傷的個案都有發現，若是右腦傷則是視覺空間缺損的結果；而左腦傷則是執行或概念障礙所導致。右腦傷的頻率較左腦傷高，嚴重度也較左腦傷嚴重。

臨床舉例：陳太太去年右腦中風，經評估後確定有建構動作計畫不能的問題，出院之後，每當她在整理家裡客廳的桌子時，不管她再怎麼努力的想把東西擺放整齊，但在先生的眼中看來總是覺得幫倒忙，因為她總是沒辦法把東西擺在最恰當最合適的位置（如桌巾總是只鋪了桌子的四分之三）；一天早上，陳太太想要幫自己的孩子準備一個三明治，可是在小孩接到媽媽手中的三明治時，小孩怎麼看也看不出來那是一個三明治，反而覺得那是一團被壓爛的麵包和肉片。

3. 穿衣動作計畫不能（dressing apraxia）：指的是無法自己穿衣服，可能來自右腦傷和視覺空間組織能力缺損（visuospatial disorganization）後所導致。

三、失語症

就是腦部病變而突然失去原有的語言能力，在語言表達能力（說、寫）和語言接收能力（聽、讀）會有問題。

臨床舉例：一位68歲的陳先生的家人抱怨，自從他兩年前中風後，老是無法向別人清楚的表達自己的意思，說話模糊不清，無法表達清楚，對於一些物品的命名也常出錯，有一次他把白飯說成了西瓜，讓大家一頭霧水，而他在閱讀書報的部分也有問題。另一位73歲的張先生他也是因為左腦中風導致的失語症，但是他能夠用清楚的話語和別人溝通，但是卻無法了解別人對他說的話，對物品的命名也常出錯。

㈠一般失語症的臨床表徵有

1. 命名不能（anomia）：找尋物體名稱上有困難。
2. 言語迂迴（circumlocution）：用很長的敘述來描述，而不會使用正確的字。
3. 語言反覆症（perseveration）：一再地重複同樣的字或音節而不能轉移到下一個字或音節。

4. 亂語症（paraphasia）：用不正確的相似或不相似的字取代原來的字。
5. 雜亂失語症（ Jargon aphasia）：使用令人難以了解的言語。

定向感、注意力和記憶力是最基本的認知能力（primary cognitive capacities），可以充分地反映出大腦神經解剖和生理學上的完整性，又這三種能力被認為是高階思考能力和影響後設認知的先決條件。中風病人在此認知層級能力常見的問題是注意力和記憶力的缺損。

㈡注意力層級

1. 持續性注意力（sustained attention）：維持注意力一段時間的能力，如準備晚餐時，可以從第一道菜專心到最後一道菜。
2. 選擇性注意力（selective attention）：有多個刺激同時存在時，只選擇其中一個刺激且專注在此刺激上，如專心上課而忽略走廊上交談的聲音。
3. 分離性注意力（divided attention）：同時對一種以上的工作做反應，如一邊切菜一邊和其他人說話。
4. 交替式注意力（alternating attention）：可彈性的轉移注意力在多種工作之間，如煮湯煮到一半去接電話，然後擺放碗筷同時又注意著瓦斯爐上的湯滾了沒。

記憶力指的是訊息的儲存和提取，分為短期記憶和長期記憶。在短期記憶中，個人需要非常的專心約三十秒的時間，否則此記憶路徑會消失，且此記憶會無法保留。又短期記憶能力不像長期記憶，它是有限的。如聽到一個新的電話號碼可以馬上記起，但若沒有繼續努力去記憶，過幾個小時就會忘記了。長期記憶可以終身儲存，而儲存量取決於大腦細胞結構相對永久的改變，它分為兩種次系統：描述性記憶（declarative memory）和程序性記憶（procedural memory），描述性記憶中儲存關於事實的訊息；而在程序性記憶則是儲存關於如何去做事情的訊息。又描述性記憶分為關於個人事情的事件性記憶（episodic memory）（如早餐吃什麼）和有關世界上事實的語意性記憶（semantic memory）（如斑馬較大，螞蟻較小）。

高階思考能力（high-level thinking abilities）包含有問題解決能力、推理能力和概念形成能力。此高階思考能力是功能性系統中多個大腦結構單元之間複雜且動態互動的結果，它的能力好不好取決於基本認知能力的完整性。許多中風個案在問題解決、推理和抽象、順序和分類上有困難，這些都會妨礙到高階思考能力。

㈢問題解決的步驟

問題解決並非是一種常規或習慣，它發生在當狀況與自己所想的有所出入的時候，大多數的人一天內可使用無數次的問題解決技巧。大約可以分成五個步驟：

1. 找出問題。
2. 定義問題。
3. 產生可能的解決方法並選擇其中一個。
4. 執行所選擇的解決方法。
5. 評估結果且與自己的目的做比較。

雖然可大略分成幾個步驟，但是並非永遠都會遵循這個順序，多數高階的管理人員是使用非線性問題解決技巧，他們運用直覺來解決問題，而不是一個一個步驟慢慢的思考。

推理需要將獲得的訊息做推論和總結，因此會使用到排序（sequencing）、分類（classification）、演繹（deductive）和歸納（inductive）的推理能力。

㈣推理能力

1. 排序：將訊息做適當且正確的順序。
2. 分類：依特徵將物體或想法分類。
3. 演繹：思考者用一般的訊息來確認特定的真相和原則（第一志願的名校的學生通常成績是相對比較好的）。
4. 歸納：思考者使用例子且創造一般性規則（如一個人常常提起他家人的事，且每次提起時總是洋溢著幸福的笑容，可以歸納出他的家人對他來說是很重要的）。

四、知覺認知問題的治療方法與成效

㈠單側忽略

首先須讓病人了解到自己有這樣的問題，因為這樣病人才能夠自己提醒自己，注意自己單側忽略的表現，進而避免忽略的產生，若是病人不能察覺到自己的問題，那麼就只能將病人日常生活的環境做些改變，使用一些代償的方法。

1. 提升注意力的訓練可以在病人進行活動時，在忽略的左側給予一些警告的聲音，例如：鈴聲。這樣做可以增加病人知覺的處理，幫助轉移空間的注意力到忽略的左側空間。另一種提升注意力的方法，則是使用忽略側的對側肢體在忽略側給予提示，例如在閱讀時使用右手在文章的最左側開頭處做標記，這樣子可以提醒病人注意忽略的左側空間，幫助閱讀到書的全文。或是在走路的時候搖擺忽略的左側肢體，提醒病人注意忽略側及路面上的障礙物。

2. 因為單側忽略的病人在視覺掃描方面並沒有規則，會跳來跳去的，容易導致在閱讀方面遺漏內容，除了可以用上述在書內文的最左側開頭處做標記的方法外，還可以使用刪除測驗（cancellation tasks）來訓練病人，測驗的內容是一些符號的排列，然後讓病人練習用有規則的視覺掃描去刪除某個特定的符號，而符號的排列要從整齊有結構的排列方式，到排列複雜混亂，即由簡單到複雜的排列讓病人練習。研究顯示，此訓練對於視知覺的活動有明顯的進步，例如在閱讀和學業上，但無法將習得的技巧運用到動作性的活動中。
3. 若是病人主要是動作的忽略，例如：在忽略的左邊產生較少的動作，進而影響活動表現的時候，這個時候可以鼓勵病人在活動進行的時候，在被忽略的左邊使用左手當作動作的引導，促使病人注意到左邊被忽略的空間，進而提醒自己於活動中產生動作。
4. 遮蔽眼睛的方法，包括遮蔽右眼或遮蔽兩眼的右半邊，遮蔽可以使用眼罩或將貼片貼在眼鏡上，若在遮蔽的同時在左邊給視覺刺激，則可以增加效果，但此效果只有在眼睛被遮蔽時才會呈現，並沒有研究顯示這效果在從事其他日常生活活動一樣有效。
5. 配戴菱鏡，功能為把視野轉移至忽略側，讓病人有能力看到忽略側的東西，菱鏡的優點為便宜取下方便，但各廠牌的效果不一致。

代償的方法可以是針對環境或認知方面，環境方面，包含把需要使用的器具或需要從事的活動，設置在病人的未忽略側，使病人能有效的使用和完成，但這樣的方法並不會使病人單側忽略的問題消失。而認知方面，包含後設認知訓練（metacognitive training），即為使用錄影的方式，將病人的表現攝錄下來，然後讓病人自己看，知道自己的表現，進而自我提醒，或是針對某特定活動直接教導完成的技巧。在使用這些代償方法之前，病人須要先知道自己的問題，而這些技巧也必須經過不斷的練習，若病人能夠主動解決所遇到的問題時，也就能夠將這些技巧使用在各種新的情況中。

目前為止，對於單側忽略的治療方法有很多種，有些學者指出這些訓練方法雖可以改善單側忽略的問題，但是都只有訓練的活動是有進步的，而那些沒有在訓練中用到的活動則不一定會有改善的效果。且對於這些治療方法效果的文獻仍是不足的，尤其對影響性能力的改善效果的記錄更顯不足。

㈡動作計畫不能

1. 肢體動作計畫不能

建議的治療方法，可以在病人從事動作性的活動的時候，使用我們的肢體去接觸病人，引導病人產生正確的動作模式，過程中盡量減少口語的指令，可以要求病人在做動作的時候，用自己的眼睛看著注意自己的表現。訓練的時候，要把活動分成好幾個步驟，每個步驟都要單獨教導，當一個步驟學會時，再練習第二個步驟，第二個步驟學會時，再把第一、二步驟一起練習，之後再教導第三步驟，以此類推的做練習。如果病人有使用工具的問題，則須限制減少使用危險的工具，也限制工具的使用數目，避免複雜的工具性活動。

有研究指出這些治療方法也是有特定性的，只有訓練到的活動才能看見有改善，故在治療時所用到的活動應該要與功能性活動有相關，且要盡量在自然環境中訓練。除此之外，我們仍需要有更多的研究來探討這些治療活動的成效和結果。

2. 建構動作計畫不能

治療的內容盡量以病人日常生活的功能性活動為主，例如：準備食物、整理家務等，並且提供範例、線索或標的，引導病人由簡單到複雜的方式練習組合。

一些關於建構動作計畫不能的研究，例如在 1992 年，Neistadt 對於腦傷的（建構動作計畫不能）個案比較使用適應性治療（準備點心和飲料）和矯正治療（堆積木）的效果，發現在矯正治療中的個案在堆積木的表現上有明顯的進步，但是在準備食物的表現中則沒有太大的進步；而那些在適應性治療中的個案在食物的準備表現上則有較多的改善。這個結果指出在治療和訓練時應多多使用功能性的活動。

3. 穿衣動作計畫不能

治療一般為教導病人基本的穿衣，例如：可以在衣服的前後貼標籤標示，以免穿衣服的時候前後顛倒，或貼標籤在衣物上，讓病人清楚穿衣物的正確順序。

㈢失語症

針對失語症的病人在進行溝通的時候，避免不必要的噪音，當病人在參與肢體性的活動的時候，盡量避免和他說話，或要求其說話，對談時也允許他有足夠的時間可以回應，不要太急或是太快轉換話題，和失語症的病人交談要用簡單、清楚的言語，並且放慢速度，溝通的過程中也可以使用示範、一些視覺提示或手勢來幫助溝通，而製作一些日常生活常用事物的圖卡，讓病人指出輔助溝通，也是不錯的選擇。

㈣注意力

治療分成兩種方法，一種是矯治損傷的治療，一種是適應性的治療，若是訓練病人能有持續性的注意力，我們可以唸出一連串的字彙，並指定某些特定的字，讓病人聽到後要能夠做出反應，這能讓病人持續去注意我們所唸出的一連串字彙。若是訓練能夠選擇性的注意某些訊息，則可以讓病人在從事活動的時候，邊放音樂或新聞等，可依病人的興趣做選擇。適應性治療的方式分成三種，第一種為改變情境，為減少環境中會干擾注意力的因素，例如：噪音，雜亂的物品；或簡化活動，讓病人不須花費太多專注力。第二種為建立行為的常規和習慣，運用檢核表，將每日日常的活動列表，有做到的就做記錄，讓病人養成習慣，變成習慣之後，就可以花費較少的注意力在這些活動上。第三種方式為學習代償策略，使用一些輔具器材或技巧來幫助提升注意力。

㈤記憶

治療採用代償的方法，可以使用日誌、筆記本、鬧鐘。病人自己可以將重要的事件自己記錄在日誌和筆記本裡，或用鬧鐘來提醒自己重要的時間或資訊。而隨著資訊科技的發達，也可以使用掌上型電腦，如PDA，來幫助記憶。但是使用此種代償方法的個案可能有以下幾點限制：平均或接近平均的智力、輕微的推理技巧受損、對於失能有內醒、有足夠的能力去啟動行為。但是，如果照顧者或是家人可以幫忙設定和編制電子技能的記憶輔具，那麼嚴重損傷的個案也可以使用此記憶輔具。

㈥問題解決

由病人自己進行目標問題方法與結果的分析，第一步驟先將完成目標的主要活動列出，第二步驟在每一個主要活動下，列出所想到的完成次步驟，第三步驟用阿拉伯數字標上執行次步驟的順序，第四步驟則確定完成的日期。

對於記憶力、注意力和問題解決能力的治療方法有兩種，一種是矯正治療；另一種是適應性治療。提倡矯正治療方法的學者認為：在腦傷後的急性恢復期，那些對於特定認知損傷的矯正可以增加生物學上的恢復機制，且在受傷後的任何時期都可以促進大腦的功能性重組。但不幸的，這些主張不但沒有以經驗為根據的支持，且在特定認知損傷和功能性表現之間也沒有明確的連結關係。然而，有些研究證實記憶力和注意力的訓練，和練習與神經心理測驗的改善是有相關的。

回顧腦傷急性後期的研究結果，Malec 和 Basford 認為矯正治療有其次級好處：⑴可以促進個案接受已存在的問題；⑵促進個案意識到自己的失能。相同地，Gianutsos 也建議：治療應該開始於矯正治療，即使目標是很遙遠的。因為如果個案對於每次用來恢復功能的嘗試和努力感到滿足時，他可能對於失能的代償會更加努力。

因為有關矯正認知能力的介入研究仍未有確切的定論，故通常會合併適應性治療。在認知復健中，一般相信適應性治療比起矯正治療在改善個案的功能會有較好的效果。

其中，使用日誌（日記簿、記憶筆記本）的方法已在許多復健的文獻中提到其效果，有一個研究提出：受過此種訓練的個案在出院時會有較少記憶失誤，且這些被研究的個案約有 75 ％在出院後六個月仍繼續使用記憶筆記本。1990 年 Zenicus 等人根據作業完成率來比較三種記憶力策略（書面上複述、口語上的複述、詞頭），發現使用筆記本是較好完成作業的技巧。他也檢測受過記憶筆記本訓練的四個嚴重腦傷個案在記住作業和約會能力的效果，發現全部四個個案在完成作業都有改善。

雖然用記憶筆記本的方法看起來很簡單，也是一個簡單的代償方法，但是成功能介入通常是很花時間的。有兩個針對所費時的多寡研究，一個是在 1995 年提出約要花八週十六堂課；另一個是 1998 年提出約要花九週二十七堂課。

除此之外，好的治療成果常與個案的特質有關，如是否有很強的動機、內省能力的程度、有無合併失語症，或者有無更多的損傷會影響到書寫的能力等……。

問題解決能力的不足有時可以藉由改變環境、建立一致的常規或者使用問題解決基模來減低影響。比起改變環境、建立一致的常規，問題解決基模可以運用在較多的情境下，需要用到較多的後設處理能力（執行功能和後設認知）；也需要較多的時間來訓練。

五、總結

中風個案之認知問題是多元且複雜的，需要治療師細心觀察與耐心治療，我們期待藉由此文章提供大家對認知問題之了解，並進而採取有效之臨床策略，以提升治療品質。

Note

Chapter 6 中風患者的吞嚥問題

義大醫院語言治療師 蔡青芬

一般人所熟知的腦中風，是會造成不同程度的肢體動作運作不便，但有部分患者在中風後，會伴隨出現吞嚥困難的情形，其中有些患者在中風後幾週會慢慢恢復正常，有些則否。由口進食，對絕大多數的人而言，是如此的理所當然。發生吞嚥困難，特別是中風後肢體動作毫無受損，唯獨無法由口進食，甚至連吞口水都有困難的患者，可能會令家屬及患者本身皆感到難以想像及接受。

一、為什麼會不能吃？——中風後引起吞嚥障礙的原因

中風對於中樞神經系統特定區域所造成的損傷，而導致的吞嚥異常等相關知識，目前仍在研究及發展中，但對於受損區只有腦幹，大腦皮質下區或左右側大腦皮質等區域所造成的吞嚥異常，已經有較充裕的研究資料讓人了解。

腦幹，為主要的吞嚥中心，若此區受損，通常會有明顯的吞嚥異常，病人可能無法啟動吞嚥反射，而使食物滯留在口中，無法順利進入食道。有些雖可在中風後二至三週出現吞嚥反射，但在啟動吞嚥反射的過程會有明顯的延遲（通常是十到十五秒甚至更久）。

中風部位若發生在大腦皮質下或是左右側大腦皮質區的病人，可能會出現不同程度的口腔期及（或）咽部期啟動吞嚥的延遲。

多次中風的病人通常會有較明顯的吞嚥障礙。口腔功能可能較為遲緩，會出現重複的舌頭動作。在吞嚥時，口腔期、咽喉期皆會出現延遲；以及因咽壁無力而使食物殘留在咽壁或梨狀竇。

另外，中風引起顏面神經的麻痺，使得口腔感覺變弱，無法感知食物在口中的位置；或是中風後，舌頭、下顎及臉頰的協調動作不佳，而使食物殘留在口中，特別是患側的臉頰與齒槽間，食物殘留在口中除會增加口內細菌滋生外，較嚴重的狀況是，當進食結束後躺下休息的患者，可能因殘留在口中的食物在無預警的狀況下，掉入呼吸道而造成窒息的危險，故在由口進食後，患者的口腔清潔是絕對必要的。

二、怎樣才算有吞嚥障礙？可以吃，只是常嗆到，或是只有喝水容易嗆到，算嗎？

《答》：是的。吞嚥障礙，非指完全無法由口進食，任何發生在進食過程中的不順暢（如，殘留、嗆咳，甚至是吸入到呼吸道或肺部）都代表著吞嚥困難的存在。中風後產生吞嚥困難的患者，其在吞嚥過程中，聲門的閉合能力較弱、反應較慢，相較於流速較慢的食物（如，布丁、蒸蛋、粥……等半固體及濃稠液體食物），流速快的液體（如，開水、湯）較容易發生嗆到的情形。

吞嚥障礙，指食物由口腔到胃的移動過程發生困難，故若無法完成下列各個時期的動作，則會產生不同症狀表現的吞嚥障礙。

㈠正常吞嚥動作的四個時期

1. 口腔準備期：食物於口中攪拌及咀嚼，並將食物的黏稠度降低至適當程度，將口中食物聚集形成食糰以準備吞嚥。
2. 口腔期：舌頭把食物後推至咽部，準備啟動吞嚥反射。
3. 咽部期：此期的咽部動作為非自主性的，吞嚥反射啟動，食糰移動至咽部。咽部期是吞嚥最關鍵的時期，呼吸道必須閉合（停止呼吸）以防止食物誤入呼吸道中，並使食物能通過環咽肌進入食道。
4. 食道期：食道蠕動，帶著食糰經過頸部及胸部的食道，往下進入胃部。

口中的食物經過上述四個時期，在無殘留的狀況下，順利進入食道到胃，即完成了整個吞嚥過程。

㈡吞嚥障礙臨床常見症狀

1. 流口水（不論是在靜默、吞嚥或說話時）。
2. 常被口水嗆到。
3. 當要咀嚼或吞嚥時有過多的口腔動作。
4. 每口常要吞很多次才能吞完。
5. 食物常在口中停留很久才吞下。
6. 須更久的時間才能吞嚥、延遲甚至是消失的吞嚥反射。
7. 吞嚥前、吞嚥中或是吞嚥後常出現嗆咳，或進餐後講話音質改變有濕嚕聲。
8. 進食後口腔中殘留食物。
9. 體重減輕、厭食或拒絕喝水（因害怕嗆到而吃得少或拒絕喝水）。

10.常有反覆的、不明原因的發燒或肺炎等症狀。

因吞嚥障礙可能引發的併發症有吸入性肺炎、營養不良及脫水，嚴重者皆可能危及生命，故若有以上症狀則要懷疑其有吞嚥方面的問題，須做更進一步詳細的評估。

三、如何確定是否有吞嚥障礙？——吞嚥功能評估

一般而言，當醫師及語言治療師發現患者的身體出現以下狀況：患者出現神智不清、體重變輕、不明原因的發燒等情形，而懷疑患者可能有吞嚥障礙時，須進一步安排患者做以下的吞嚥功能評估：

1. 體溫及呼吸情形、口腔動作及感覺能力、吞嚥過程中何時發生吸入（包括吞嚥前、吞嚥中及吞嚥後發生食物誤入呼吸道的情形）。
2. 吞嚥纖維內視鏡檢查：觀察顎咽閉鎖的狀況、咽部在啟動吞嚥反射之前的情形，但此檢查無法觀察到口腔期的情形。
3. 電視螢光攝影檢查：調製不同濃稠度的食物並加入鋇劑，請病人吞下後，照X光，以便觀察當食物由口進入後，在吞嚥的四個時期中，是哪一個時期出現吞嚥困難，以便確定是否有吞嚥困難及造成的原因。

四、不能正常吃，那要如何維持身體需要的水分及養分？——吞嚥障礙患者的營養攝取方式

對於部分剛中風的病人，醫師為患者安全考量，會幫患者插上鼻胃管，作為暫時性營養攝取的方式，在患者可以安全由口進食後，便會移除鼻胃管。關於這類替代性、非由口進食的方式，介紹如下：

㈠鼻胃／腸管

由鼻放入餵食管，餵食管須放置的深度（胃或腸）視個別患者的臨床狀況決定，以避免胃食道逆流與吸入性肺炎為原則。此為一軟管，原則上並不會影響患者吞嚥動作的練習。

㈡胃／腸造口術

若患者經評估須長時間使用管灌餵食（超過十六週），則使用胃／腸造口術較能避免嚴重的併發症出現。經皮內視鏡胃造口術（PEG），在腹壁上打洞穿孔至胃內，擺置一條餵食管，作為長期灌食之用。

使用替代性管灌的進食方式的同時，須積極進行吞嚥功能的訓練，當患者可以安全由口進食、喝水及服藥後，才會移除餵食管。另外，即使未由口進食，口腔清潔仍是必要的，特別是舌苔的去除，能有效減少口內細菌的滋生。

五、我該怎麼辦？——吞嚥障礙的復健治療

每個患者出現吞嚥障礙的情形不盡相同，患者及家屬皆須正視出現的吞嚥問題，經專業醫師及語言治療師評估後，針對問題擬定吞嚥治療計畫。

在吞嚥障礙的處置上，目前採用直接性（使用食物或液體來訓練患者吞嚥）或間接性（指不利用食物進行訓練的方法）的吞嚥治療手法，治療師依患者吞嚥障礙的情形，建議使用各種不同治療策略以達安全進食練習之目的。以下依不同情況的障礙來簡介其治療方式：

㈠對於口腔動作控制及感覺不佳、咀嚼及臉頰力量不足的患者。

1. 直接治療

⑴將食物置於口腔感覺較好的一側，以增加食物在口中的感覺。

⑵將食物置於舌頭功能較好的一側，來幫助磨碎食物。

⑶請患者將頭傾向健側以使食物維持在健側。

⑷提供較冷或味道較重的食物，以刺激口腔感覺。

2. 間接治療

口腔動作訓練：增加雙唇及臉頰肌肉的力量。

⑴做出／一／的口型，要盡量將嘴角往兩旁拉用力。

⑵做出／ㄨ／的口型，嘴要盡量嘟起來。

⑶輪流交替重複／一／和／ㄨ／的口型。

⑷雙唇緊閉，鼓頰，勿讓口中空氣由鼻腔或雙唇漏出。

㈡對於舌頭力量及靈活度不足，導致難以將食物形成食糰或是將食糰後送的患者。

1. 直接治療

⑴選擇易結成食糰的半固體食物。

⑵餵食時，將食物置於口腔後部。

⑶若患者保護呼吸道的能力佳，則可將頭後傾，利用重力讓食物往下。

⑷當懷疑患者有吸入現象發生的可能時，可同時配合採用【上聲門吞嚥法】以主動保護呼吸道。

★【上聲門吞嚥法】步驟：

深吸一口氣，然後摒住呼吸→ 將食物置入口中→ 請患者吞嚥→ 每次吞嚥後用力咳嗽。

2. 間接治療

口腔動作訓練：增加舌頭力量及運動範圍

⑴張開嘴巴，然後將舌頭往前伸，愈長愈好，維持時間愈久愈好。

⑵將舌頭碰抵兩側嘴角，或是雙頰。

⑶將舌頭往上翹，愈高愈好，維持時間愈久愈好。

⑷將舌頭的後半部（舌根處）抬高，維持數分鐘，然後放下。

⑸練習此口腔動作訓練時，每個動作皆須維持至少十秒，一回做十次，每天約做五至十回。

㈢對於咽部期障礙的患者

1. 直接治療

⑴對於吞嚥反射延遲（>五秒）或消失（>三十秒）的患者

(a)進食姿勢：身體盡量坐直，呈九十度，吞嚥時頭前傾。

(b)可先練習吞口水再開始食物的吞嚥練習。

(c)增加食物溫度的刺激（冷或熱）。

(d)給予患者更多的進食時間，不要餵太快。

(e)注意每口的進食量不可以太多。

(f)維持可結成食糰的半固體質地，如布丁或蒸蛋。

(g)小心液體流質的食物，特別是開水。

⑵對於咽部蠕動能力下降的患者

(a)視患者能力調整食物的質地（濃稠的流質、固體或半固體等）。

(b) 在半固體或固體食物每次吞嚥後，再清吞口水或少許液體，以清乾淨食物在咽部的堆積。

(c) 避免過黏或體積過大的食物。

(d) 必要時採用【上聲門吞嚥法】（步驟如前）。

(3)對於單側咽肌麻痺的患者

(a)轉頭向患側以關閉患側的梨狀竇，使食糰由健側直接進入。

(b)若患者的舌頭功能和咽部都有單側麻痺的現象，可將頭傾向健側。

(c)必要時採用【上聲門吞嚥法】，以咳出咽部的殘餘物。

(d)可輪流吞液體和固體，以在吞嚥後沖下殘留於咽部的濃稠食物。

(4)對於聲帶處喉部閉合不足的患者

(a)進食姿勢：身體盡量坐直，呈 90 度，吞嚥時頭前傾。

(b)採用【上聲門吞嚥法】以增加喉部閉合。

(c)另對於聲帶關閉不足者，在吞嚥時可於受損側的甲狀軟骨加壓以協助閉合。

(d)避免稀薄液體，特別是開水。

(e)避免易碎開的食物。

(5) 對於喉部上提不足的患者

(a)【Mendelsohn 孟德生手法】，可增加喉部上抬的幅度及時長。

i. 手置於頸部感覺喉頭位置。

ii. 吞嚥，同時將喉部上提托高，固定此位置數秒鐘，重複五次。

iii.讓患者練習感覺喉部上提托高的位置，當患者熟練後進行下一步驟。

iv.請患者體驗當喉部上提至最高點，用吞嚥肌肉控制其位置，盡量不要用手指協助，努力維持至少四秒鐘。

(b)【上聲門吞嚥法】。

(c)避免過於黏稠、體積太大及易碎開的食物。

(d)避免稀薄液體，特別是開水。

2.間接治療

刺激吞嚥反射：溫度、味覺及觸覺刺激，以冰及酸刺激舌部、上顎、咽弓及後咽壁等口腔內部，來促進吞嚥反射。可將吸滿檸檬原汁的棉棒放入冷凍庫中，冰凍後直接拿出即可使用，一天數次。

(四)注意事項

1. 進食訓練，盡量讓患者身體坐直呈 90 度。
2. 吞嚥訓練過程中，須不斷觀察患者的呼吸是否順暢，是否會喘。
3. 練習過程中若發生嗆咳，須鼓勵患者用力咳出，以免食物進入肺部引發肺炎。
4. 在開始練習由口進食後，須注意患者的體溫變化，觀察是否有不明原因的發燒。
5. 由口進食結束後，要幫患者做口腔清潔的動作，並確定口腔內無殘留食物，最好維持坐姿二十至三十分鐘後再讓患者躺下。
6. 無論是否由口進食，皆須做好口腔清潔的動作，特別是舌頭，要將上面的舌苔清除乾淨以免變成細菌的溫床，危及患者的健康。

六、還有什麼其他治療吞嚥障礙的方法嗎？

近年來神經肌肉電刺激（NMES）在吞嚥治療方面的應用，愈來愈受到醫師及語言治療師的關注，目前在國內臨床上運用於吞嚥治療的電刺激儀器有 VitalStimR 及 vocaSTIMR 兩種，對於患者及其家屬而言，是另一種新的治療方式，但直至目前為止對於 NMES 在咽部吞嚥期所造成的生理機制的變化過程仍尚未釐清，療效及適用對象的部分仍在進一步研究中。故可將 NMES 視為一種輔助治療儀器，可與傳統的直接與間接吞嚥治療手法同步使用，以期加速病況之恢復。

除了吞嚥困難的問題不同外，每個患者的生理條件（如，心肺功能，是否有糖尿病或高血壓等心臟血管疾病……等）也相異，故吞嚥障礙的復健有賴於整個專業團隊的密切合作，包括醫師、語言治療師、呼吸治療師、營養師與護理人員等，詳細評估患者生理機能及吞嚥能力，待問題確認後，訂定適當的治療目標，並選擇適當的治療方式。除維持必須之水分及營養的攝取、避免脫水及預防吸入性肺炎的發生外，在安全的狀況下，由家屬與治療師密切的配合，選擇食物種類並將其調整成適宜的濃稠度，讓患者採用適當的姿勢及吞嚥方法，積極且逐步的來訓練患者 由口進食的能力。

Chapter 7 居家休閒生活規劃

衛生福利部八里療養院職能治療科主任　張自強

中風病人在度過中風的危險期後，必須持續地接受復健治療，除了手部功能、運動能力及日常生活自我照護的能力訓練外，還須關心中風病人的休閒娛樂規劃，以維持病後的生活品質。

雖然休閒娛樂常相提並論，但是其意義仍有些差異。如：休閒是指一個人在一時間裡，基於自由意志，將自己牽涉到活動中，或是非活動中，為了尋求快樂而非報酬，且可以享受到安適感、鬆弛感和興奮感。而娛樂可算是休閒的一部分，娛樂常是發生在休閒時間裡的。娛樂是社會上認定為嚴肅的工作之外的生活；休閒則有較廣的定義，它可發生在非工作或無責任的時段，個人能夠有自由選擇的權利。娛樂活動的種類包羅萬象，包括下列一些活動：遊戲、運動、對談、電視、露營、健行、閱讀、美術、音樂、舞蹈、戲劇、電影、攝影、繪圖等等。

關於休閒娛樂活動對幫助復健治療的議題常常被討論，如：許多研究者發現休閒娛樂活動可以協助人們，對於生活中的壓力因子做處理以及減低壓力對生活的影響，休閒娛樂活動可以協助延緩老化，休閒娛樂活動能維持整體生理和心理健康，以及透過休閒娛樂的活動與經驗，可以協助失能的個人用正向的態度去應對及面對改變，同時可以增加他們的安適感等。

綜合許多針對休閒娛樂活動效益的討論中發現：娛樂以及休閒娛樂對於個人在許多功能上是有其價值的，而這些益處簡述如下，藉以說明休閒娛樂活動對幫助復健治療與改善生活品質有效益：

1. 維持生理健康：透過從事適度的休閒娛樂活動，可以降低心血管及呼吸系統之危險，同時能減低因中風失能而併發其他生理性疾病之危險。此外，增進因中風失能之病人在一般性生理及知覺動作的功能，並強化生理性適應的行為。
2. 改善認知功能：腦中風就是因為腦血管的病變，而造成腦組織的缺血及壞死，它的症狀包括：認知功能受損（例如：對人、時、地的定向感喪失；注意力、記憶力的減退；失用症、失語症、失認症等）。透過從事適度的休閒娛樂活動，可以增進一般認知功能，並改善長、短期記憶，減少混亂情形及失去定向感的影響。
3. 健全心理狀態：透過從事適度的休閒娛樂活動，可以減輕憂鬱狀態、減輕焦慮、增進應變的技巧、減低壓力層級，並增進自我控制、增進自我概念、自尊及對失能的調適，以增進一般心理健康。
4. 改善社會適應：與其他人一起參加適度的休閒娛樂活動可以增進社交技巧、增加社會化、合作性及人際互動，以減少自傷及不適切的行為。同時能增加對於個人感覺的感知、促進對於悲痛過程的成功轉換、增加於選擇性活動中的個人信心、增加與社會同儕間互動的個人信心，強化個人對於自我成功能歸因於自己的行動的程度、增加對於情感的適當表達、強化個人與重要人物之間（如：家庭成員或朋友）的人際連結。
5. 促進個人發展：可透過參加適度的休閒娛樂活動來增進溝通及語言技巧、減少不適切的行為，並且增加與年齡相符適切的行為、增進個人發展的獲得、促進在家庭及社區的成功轉換。

6. 增加生活滿意度：適度的休閒娛樂活動可以增加生活及休閒的滿意度及感知的生活品質，並增進社會的支持、增進社區整合、社區的滿意度和社區中的自我效能感、促進家庭整合及溝通，同時增加能夠在自己社區中獨立生活的主控感、協助增加家庭環境對個人的反應性（如：生理、社會、情感支持）。

在了解休閒娛樂活動對幫助中風後復健治療與改善生活品質的效益後，接下來將分別介紹有哪些休閒娛樂活動可以適合中風病人從事，若再經過醫療專業人員的設計與安排後，便可以成為具治療或保健效果之休閒娛樂活動，以下將分別做介紹：

1. 生理性的運動

這類型的運動主要是為了促進自我身體健康（如：跑步、健身、腳踏車、仰臥起坐、伏地挺身、體操等），或是為了與他人競技（如：摔角、柔道、射擊、體操等），或是田徑比賽類（如：跳遠、跳高、跨欄、丟鉛球等），或是球類比賽（如：籃球、網球、排球、足球、棒球等）。這類休閒娛樂活動對於幫助中風後肢體活動的復健有效，但是因為這些活動較劇烈且較具專業性，所以一定要有專業人員在旁指導下，才能讓中風病人從事。此外，如何正確的運動，充分得到運動所帶來的好處，就成為中風病人參與的非常重要的議題。因此，若病人需要進行這類型的休閒娛樂活動時，須注意運動強度、頻率、時間長短及方式等，並採取循序漸進之正確運動的原則，才能避免因不當的運動而造成傷害。

2. 非正式的運動

這類型的運動主要是做家事時也能有運動的效果，如：拖地、掃地、吸地毯、花園除草、園藝、洗衣、晾衣、整理家務、煮飯、做菜、洗碗或擦桌椅等家事。這類休閒娛樂活動可以幫助中風後肢體活動的復健，因這些活動較不劇烈，所以，病人在家從事這些活動當作是自己的休閒娛樂，可以維持生理健康，避免因中風而導致的功能退化。

3.使用電腦上網

隨著電腦與網路的普及，愈來愈多家庭都有電腦上網的設備，也提供中風病人因外出活動不便，留在家裡有另一項休閒娛樂活動。由於網路上的內容相當豐富且吸引人，所以若我們安排中風病人使用電腦上網時，除了須注意其姿勢控制外，還要注意其避免上網過久而導致身體不舒服。因為電腦螢幕的閃爍光點刺激，以及長時間的固定姿勢，造成頭暈、視力減退、食慾不振、消化不良、頸椎僵硬、腰酸背痛、下肢酸麻、血路不通等症狀。此外，看電腦的時間不宜過長，姿勢端正，不時站起來活動筋骨。眼睛與螢光幕應保持適當距離，以減輕螢幕光點閃動對於眼睛所產生的負荷。如此，才能提供中風病人合宜的休閒娛樂。

4.美術

這類休閒娛樂活動較為靜態，可以提供中風病人較緩和的興趣活動，如：水彩畫、國畫、蠟筆畫、素描、寫生等，透過各種色彩的刺激與空間構圖規劃的能力，減緩認知功能受損的影響。

5.手工藝

這類休閒娛樂活動包括：半成品的木工作品、紙黏土、陶藝、皮雕和紙工藝品等，可以提供中風病人手眼協調與精細動作的訓練，降低手功能的影響。

6.舞蹈與練功

這類休閒娛樂活動是舞蹈的內容而有不同的體能要求，如：國標舞、熱門街舞、土風舞等較劇烈，就需要特別注意中風病人的體能與協調性；而外丹功、太極拳、香功等較和緩，適合中風病人作為身體保健與身體健康維持的休閒娛樂活動。

7.戲劇與音樂

這類休閒娛樂活動常為年齡較長之中風病人主要的活動，如：歌仔戲、平劇、歌舞劇、老歌等，除了可提供他們做休閒欣賞外，偶爾他們還會哼唱幾句，作為情緒的抒發，可以藉此緩和心情。

8.戶外活動

這類休閒娛樂活動可以透過人們之間的邀約或出門訪友，藉此增加與人際互動。此外，若要增加活動量與效果，還可以外出爬山或健走、露營等，但需要有專業人員在旁協助，才能讓中風病人從事，以避免受到傷害。

9.志願服務

這類活動主要是從事志願工作，如：社區清潔志工、醫院志工、學校志工等，中風病人可以衡量自己的健康狀況，配合自己的興趣，以服務的精神來從事這項休閒娛樂活動。

中風病人除了持續的接受復健治療，以恢復生理功能與健康外，更需要關心自己的休閒娛樂規劃，透過專業的職能治療師協助，從生理功能的評估、心理健康的需求，居家環境的評量，到休閒娛樂活動的規劃，以增進病後的生活品質與身心健康。

Note

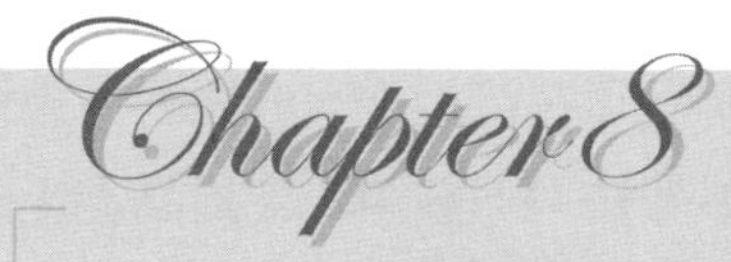

照護者注意須知

林口長庚醫院社會工作師　郭智芳
財團法人桃園縣私立仁友愛心家園職能治療師　王怡人

一、照護者，您不可不知的事——如何避免身體上的傷害

當所愛的家人中風需要長期照護時，角色轉換及學習適應往往是家屬首先須面對的一大課題，除了心理層面及經濟層面的調適外，照護者在遞補患者失去的功能時，體力及精力上的付出更是一大挑戰。

根據美國舊金山照護者聯盟的一項分析調查，家中成員一旦有人因生病需要長期照護，主要照護者中有 55 %是配偶，35 %是成年子女，5 %是其他家屬及朋友；而這些照護者中女性占了 75 %，如妻子、女兒或媳婦，有工作的照護者每週大約花四十小時在陪伴及照顧患者，沒工作的照護者則高達一百小時，相當於每日十四小時以上，遠超出一般正常工作者的上班時數，且無任何休息假日。所以面對這漫長及辛苦的過程，照護者除了學會善用生活圈中可利用的資源外，也應該了解人體工學的基本概念及實際應用方式，在扶持、移動，甚至搬運患者時，除了提高患者的安全及增加效率外，更能兼顧到照護者自身健康，保護自己避免受到累積性傷害。

在中風患者的日常照護中，常需要將患者移動到不同的位置或行動輔具上，在轉移的過程，照護者常須花費相當大的體耐力來協助患者安全移位；而不當的方式，不僅費力不舒適，更提高發生跌倒的危險性，造成更大的傷害。相對而言，正確的移位方式可以使患者感到安全舒適，對照護者而言，可避免長期姿勢不良、用力不當或觀念不足所引發的傷害。常見於照護者的身體不適，包括下背痛、肩部及頸部酸痛或上肢神經壓迫等後遺症。

患者轉位時，影響安全及順暢度的因素有很多，照護者可以考量下列幾項因素，來選擇協助轉位時的最佳策略，不但安全，更能達到省力且具效能的目標。

㈠患者的動作能力狀況

根據中風的位置與嚴重程度，患者所呈現出的動作能力狀況不同，如半側偏癱、動作協調不良、平衡障礙……等，在轉位中適時適當的利用患者現有的動作能力，如下肢或單腳尚可站立移動或上肢尚可單手抓握等，除提高轉位時的順暢度，更可以節省照護者在協助患者時所須花費的力氣，減少照護者關節骨骼肌肉負荷，也降低許多傷害的機會。

㈡開始轉位時，患者的擺位姿勢是否良好

良好的擺位姿勢，可以降低患者不正常張力的影響，增加自主動作的控制能力。一般須注意到的擺位原則有：避免患者髖骨往後傾斜；盡量保持患者身體的正中姿勢；移動患者的重心所在，移動時避免牽拉患者肢體；將無法控制的上肢擺在可以幫助轉位的位置上，以不要卡住身體為原則，若上肢有相當程度的力氣，可引導患

者自行抓握扶持，增加患者在轉位時自主用力的機會；在坐姿下須移位時，起始姿勢應注意髖關節、膝關節及踝關節保持九十度或略小於九十度，並避免腳滑動，以方便患者起身站立，且有利於照護者出力扶持。

㈢患者的生理狀況

患者當時的生理狀況也會影響當下的動作能力，如精神狀況不佳、嗜睡、貧血、感冒、姿勢性低血壓……等，皆會改變對照護者的仰賴程度。

㈣認知理解能力

患者在初期較容易有健忘、定向能力障礙、注意力差、反應速度變慢的問題，所以在請患者配合轉位時，盡量不要用太繁複的句子，可以先對患者說明我們要做的事為何，在動作時，盡量強調單一動詞即可，使患者較容易跟上照護者的動作，並配合完成。雖然患者可能無法有條理的表達自我感受，但在溝通時，應避免將他們當作小孩一般的說話內容及語氣，這樣或許會增加他們的沮喪與挫折感，而使配合的動力降低。

㈤患者情緒狀態

情緒狀態也會影響患者的動作表現，如太緊張、易怒、憂鬱、缺乏動力……等，了解當下患者的情緒反應，也能進一步推斷患者當下願意或不願意表現的動作行為，對於協助轉位時，有助於選擇合適及患者願意配合的策略。

㈥照護者與患者的互動關係

患者對協助者的熟悉度、信賴度皆會影響患者是否能熟悉協助者的引導及協助方式，進而影響到轉位的順暢度。

綜合以上數點，照護者在協助患者時，首要工作，是先了解患者及自己的能力與限制，才能選擇並運用正確的技巧。下面有幾項在協助轉位時應該注意的原則供照護者參考，避免產生累積性傷害：

1. 盡量靠近個案

將身體中心盡量貼近個案，縮短扶持時手臂伸出的距離，減少力學上所產生的力臂長度，可節省照護者肌肉須施力的程度，也減輕施加於脊椎或關節的作用力。

2. 盡量面對患者

搬運轉位過程中，與患者面對面眼神接觸，有助於了解患者疼痛或不適的狀況，並方便口語指令的傳達；此外，照護者臉部表情的變化，更可作為患者在轉位過程中，動作行為的回饋。

3. 雙腳打開並保持腳跟著地

增加雙腳之間的合適寬度，讓重心落於其間，可幫助照護者在協助轉位及做重心轉移時，保持良好的平衡；此外，不要在移動患者時踮腳尖，除了容易使照護者加重背部的承受力，更容易失去本身平衡，造成危險。

4. 保持正確的脊椎姿勢

在協助移動患者的同時，盡量保持背部挺直，可降低脊椎骨間及背部肌肉的壓力；此外，保持背部挺直，會促使身體靠近患者，也會連帶使用腿部力量，所以在搬運時，保持正確的脊椎姿勢，是相當重要的項目。

5. 彎曲膝蓋並避免合併彎腰及轉身的動作

在協助搬抬患者時，除盡量靠近患者身體外，運用雙腳力量帶動患者，減少彎腰及旋轉，可降低脊椎負擔，避免下背部肌肉傷害及脊椎病變產生。

6. 不要處理超過自己能力的狀況，適時求助

患者的身體狀況及轉位環境經常變換，照護者須了解自身能力，對於困難的環境及轉位方式，必須能夠判斷及尋求他人協助，才能維護患者安全及兼顧照護者身體健康。

在協助轉位時，照護者也可以依照患者不同的動作能力，善用一些雙腳站立及手部協助抓握的技巧，增加施力的效能性。搬運時，照護者可採取的站姿基本技巧包括：

1. 前後腳站：適用於協助患者由坐到站，不須轉位時；且適合於患者站起後做前後的移動。
2. 兩腳呈 90 度：適合協助患者前後移動及左右轉動。
3. 兩腳平行打開：可用腳跟轉動，適合程度較差、體重較重，須協助者較靠近施力的患者。
4. 面對患者，雙腳跨於患者案主雙腳外側：照護者可將患者膝蓋用腳頂住，適用於下肢較無力的個案。

而照護者抓握患者的方式也可以依照患者的不同程度來調整。程度良好的患者，照護者可以用輕握手指或手掌的方式，做引導式抓握；程度稍差的患者，則可以依患者的能力，抓握手腕、前臂或手肘，做協助式抓握；而須搬運的患者，可以依照所處環境的不同及須轉移地點的不同，採用雙手環抱、肩膀抓握、抓握褲帶或環抱臀部的方式。

能量儲存與工作簡化的技巧，也是照護者須學習的項目。將一

天中不必要的活動排除；將活動順序重新安排、簡化或結合，以增進效率，例如將患者如廁及洗澡的時間安排在一起，可減少搬運或轉位的次數；照護患者時，將照顧內容依體力需求輕、重程度交替安排，避免長時間大量體力消耗，並有充足的回復時間；以及找出有助於節省能量的工具等，例如轉位板，都是有利於照護者節省能量及時間的方式，使照護者避免長期處於體力及時間透支的過勞狀態。

近來長期照護的議題受到重視，中風患者被鼓勵提早出院接受居家治療及照護，以提升患者執行日常生活功能的能力、使用器具的能力及提高生活滿意度，而隨著上述的訴求，家庭照護者的處境也開始受到相當程度的重視。善於利用社會資源及周邊支持的力量，可讓照護者擁有適當的喘息時間、得以適時的調整情緒及自己的生活步調；而善於利用良好的肢體協助技巧及擁有正確的人體力學概念，不但可以保護照護者避免累積性傷害外，也可以保護個案，提高安全性，更可以節省患者及照護者能量的消耗，增進患者在日常生活表現及復健治療中的學習效能，進而增進雙方的互動關係。

如同馬拉松選手一樣，長期照護者須面對長時間體力消耗及心理壓力，唯一不同的是，沒有明確的終點。旁人及環境的支持與心理壓力的調適，是讓長期照護者繼續向前邁步的重要支持；能夠避免照護者本身受傷的照護技巧，更是一項重要的協助。照護者須讓自己的腳步站穩，才足以成為他人最穩固的枴杖。

二、為心靈開一扇窗——家庭照護者的情緒自我照護

林太太的父親中風了，她描述她的生活進入一團混亂：「父親像孩子一樣黏著我，我有時忙到一整天連一口水都沒喝，我沒辦法像從前一樣陪孩子及先生，更失去自己的生活，我好累，忍不住對父親發脾氣，家裡氣氛愈來愈糟……」林太太的心聲，相信許多家庭照護者都體驗過。

照顧失能者，是件辛苦的事情。身體要承擔許多勞務，如擦澡、餵飯、就醫等，心靈要承受許多失落，失去健康的家人、失去自己的時間、失去自己的工作……等。種種壓力讓照護者身心俱疲，最讓人苦惱的是，這樣的生活沒有預警的來了，卻不知何時能結束。

家庭照護者為了照顧的任務，常常忽略了自己，照顧病人，卻累倒自己，造成家庭更大的危機。因此，照護者的自我照顧，格外重要。

㈠發現自己的狀態——情緒體察

照顧自己第一步，要發現自己的情緒，面對自己的壓力。常見照護者的情緒有：憤怒、愧疚、失落、焦慮、憂鬱……等，這些情緒不見得能被清楚辨別，因為它們常交纏糾結，讓人透不過氣。面對這團亂麻，先別急著別過頭去，讓我們面對它。

1. 憤怒

「為什麼發生這樣的事情，為什麼是我。」「照顧的責任落在我身上，實在不公平。」「這是上天對我的懲罰。」「我看什麼都不順眼。」當發生這些語言及情境，要知道，你在憤怒，這些是憤

怒的語言，憤怒讓人充滿壓力，彷彿過度充氣的氣球，一觸即發。

2.愧疚

「是不是我之前惹她生氣，所以她才中風？」「如果我早一點帶他就醫，他就不會病倒。」「都是我的緣故，讓他病情惡化。」發生這些語言時，表示你對患者有愧疚感。這樣的感受讓人有罪惡感，想做什麼去彌補，卻覺得彌補不來。

3.失落

「我好懷念以前的時光。」「以前的他都不是這樣，現在卻……。」「他病倒後雖然沒有離開我，我卻覺得永遠失去他了，失去之前那個健康開朗的他。」「以前我有工作的時候好有成就感，現在覺得自己什麼都不是。」失落其實就是失去後的心理反應，讓人像洩氣的皮球，感覺力不從心。

4.焦慮

「他會不會好，還有多久會好？」「再這樣坐吃山空下去，未來的生活麼辦？」「這樣的日子還要持續多久，我快承受不住了。」焦慮是對未知的恐懼，這些念頭像陀螺一樣不斷在腦中盤旋，讓人躁動不安。

5.憂鬱

「我好累，覺得無法再走下去了。」「這樣的人生沒有希望。」「我不想出門，對什麼都提不起勁來。」「以前喜歡的事物，現在覺得索然無味。」長期負面情緒的糾結，容易讓人憂鬱。當出現這些感受與語言，要警覺自己進入憂鬱的狀態了。

㈡接受與釋放

當我們發現自己的負面情緒時，要怎麼辦呢？許多人不習慣自己處於無能與脆弱的狀態，遇到情緒來了，忙著否認，強做堅強，當作什麼事也沒有。或者責備自己怎麼能夠有這樣的情緒。這些做法，只是加深這些情緒對我們的傷害。

面對負面情緒時，接納的態度是重要的，接受這些情緒發生在我們身上，允許自己與這些情緒共存，承認自己也會軟弱無助，然後，找到釋放情緒的出口，Let it go。

為自己情緒找到出口，就如同水庫洩洪一般，是有益健康的，方式可以多元化，例如：

1. 找個朋友談談心，透過訴說方式舒壓。
2. 利用創作方式宣洩情緒，把自己的心情寫下來、畫下來或唱出來。
3. 到郊外走走，放鬆身心。
4. 維持運動的習慣，有助於舒緩壓力。
5. 求助於心理諮商機構，如張老師或生命線。
6. 求助於醫院精神科，透過醫師診斷與藥物協助，舒緩壓力，亦可安排家族諮商治療。

釋放情緒的方式有很多種，只要達到放鬆自己的目的，且不要傷害到自己或他人，都是好方法。

家庭照護的過程，是漫長而辛苦的，照護者唯有妥善照顧自己並善用資源，才能走過這段漫漫長路。

三、家庭照護相關社會資源介紹

家庭照護者除了透過自我照護方式舒壓外，能夠善用社會資源，才更能有效減輕負擔。常見的資源分成以下三類：

㈠居家照護類

當患者居住於家中，有許多直接到家庭或社區的服務方式，介紹如下：

1. 居家護理服務：居家護理服務是由訓練合格之護理人員，定期至失能者家中提供護理照護。可至各大醫院之居家護理單位提出申請。
2. 居家服務：由合格之照護服務員至失能者家中協助照護工作，服務內容包含家務照護、日常生活照護及身體照護等，可至各縣市社會局提出申請。
3. 日間照護或日間照護服務：提供日間托顧服務，讓家庭照護者能放心工作，可至各縣市社會局提出申請。
4. 喘息服務：提供二十四小時的短期托顧服務，讓照護者有時間處理自己的事物，獲得喘息的機會。可至各縣市衛生局提出申請。

㈡機構照護類

當家庭資源不足，無法於家中妥善照顧失能者，機構照護也是一種選擇。照護機構分為養護機構、長期照護機構及護理之家三種，須評估患者的失能情形及照護需求做不同的安排。

台灣各類照護機構林立，家屬在選擇上宜注意是否經政府立案、照護人力的配置及照護技巧、環境的清潔及收費情形等要項，來選擇適合的機構。相關資料可上內政部老人福利網頁瀏覽或洽詢各縣市社會局、衛生局。

㈢經濟扶助類

1. 重大傷病資格：依據衛生署規定，若罹患癌症、尿毒症及自體免疫症候群等約數十種重大疾病時，可申請重大傷病資格，免除相關治療的健保部分負擔費用。此資格由主治醫師開立證明，方可向健保局提出申請。
2. 身心障礙福利：經身心障礙資格鑑定符合身心障礙資格者，可享有生活津貼、輔具費用補助、社會保險補助、免費乘車等多項福利，詳情洽詢各鄉鎮市公所社會課。
3. 低收入戶資格：家庭收入及資產低於一定水準之下，可申請低收入戶資格，可享有生活補助、醫療補助及各項福利，詳情洽詢各鄉鎮市公所社會課。

參考資料

曾憲鴻（譯）（2001）。**《照護者 12 守則——放心陪他一段》**。台北市：張老師文化。

家庭照護關懷總會。**《照護者自我照顧及資源介紹手冊》**。

桃園縣政府。**《桃園縣居家服務手冊》**。

Note

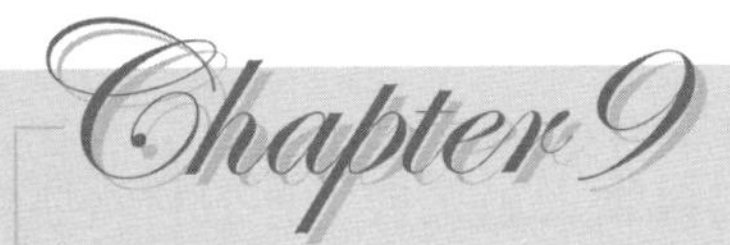

居家護理

國泰綜合醫院護理師　劉錦蓉

一、前言

家中有人生病，照顧的路是漫長無盡，除了希望能讓生病的人在生理、心理上恢復健康外，如何讓照護者也能有良好的生活品質，也同樣重要。藉由筆者居家護理經驗分享，希望能幫助更多患者及照護者。

㈠留置鼻胃管的居家照護

1. 鼻胃管插管目的

協助無法吞嚥良好、意識不清、不能由口進食或進食量太少的患者，供給營養的途徑。

2. 照護目標

維持鼻胃管管路之清潔、通暢及牢固。

3. 管路照顧

⑴每日檢視管上標記刻度有無移位，以棉棒清潔鼻腔，並拭淨鼻翼油垢物，將臉部皮膚拭淨再貼。

⑵更換固定的紙膠，並輕柔旋轉一圈，預防鼻胃管黏附胃壁，將鼻胃管固定於鼻翼及同側的臉頰，每日更換部位，以防皮膚長

時間受壓而破損。注意管子避免受壓、扭曲，或灌食時被拉出。

⑶注意管路更換時限，並由專業之醫護人員更換；一般材質住院期間須每星期更換，出院後的居家更換期限為兩星期，若為矽質材質則皆為每月更換一次。另有 PU 材質鼻胃管可兩個月更換一次（但目前健保不給付，須自費）。

4.灌食注意事項

每次灌食前應先確認鼻胃管是否在胃內，記住四項原則：

⑴檢查鼻胃管的記號，住院時醫護人員會告知刻度，一般為五十五至七十公分，依患者身高而定。

⑵檢查口腔咽喉部位，確定管路未纏繞於口內。

⑶用灌食空針反抽確認是否有胃內容物。

⑷打入 10 至 20C.C.之空氣，於左上腹胃部聽診，可聽到氣體進入「呼呼」聲。

切記：必須先確定管路位置正確後才可灌食，以免患者因管路滑脫，或位置不正確，經灌食而產生吸入性肺炎。

5.灌食過程

⑴洗手，清潔飲食器具。

⑵灌食前，將床頭抬高 30 至 45 度，意識清醒者盡量採坐姿，以防食物逆流吸入呼吸道。

⑶檢查鼻胃管位置正確且通暢。

⑷反抽胃內容物辨識消化情形，正常為清澈、青或黃色少量胃液，若有未消化之乳糜液，＜ 20 C.C.可灌食全量，50 至 100 C.C.則灌食半量，若＞ 100 C.C.且未抽完則暫停一餐，待下餐再評估。但先前反抽物是半消化物須再推打回胃內。灌食時先灌 20 C.C.

溫開水，沒問題後才能灌食。

⑸若反抽胃內容物為咖啡色或暗紅色，且量多＞ 70 C.C.，則暫停一、二餐，使腸胃休息，將反抽物丟棄，每小時反抽確認，若未見改善，須通知居家護理師或送醫求治。

⑹灌食時應注意預防空氣注入，用空針吸取食物，利用重力原理緩慢流入；每次灌食量勿超過 300 至 400 C.C.，速度宜緩，於十至十五分內灌完。灌食中加裝灌食筒內的食物時，應捏住或反折管子預防空氣進入。

⑺灌食後，須以少許溫開水（30 至 50 C.C.）沖淨管子，避免胃管阻塞或食物殘留在管內，關閉管子的開口，勿使空氣進入。持續抬高床頭三十至六十分鐘。

⑻灌食過程中若有不停咳嗽、嘔吐、臉色發紫時，應立即停止灌食，並密切觀察或重新確認管路位置，必要時，聯絡居家護理師或送醫求治。

⑼灌食中若感覺食物不易灌入，有可能是管口被食物堵塞，將灌食空針反抽，再灌溫開水沖通管子。也可能是管口碰到胃壁受阻，將管子輕柔旋轉，再試灌。

⑽觀察患者在灌食後有無腹脹、腹瀉或便祕等情形。

6.灌食食物保存及注意事項

⑴灌食食物溫度以接近體溫最適當，如灌食食物冷藏在冰箱，應在灌食前取出適量，隔水加熱至 25 度後立即食用，或在室溫下逐漸退冰但放置不超過三十分鐘，勿以火直接加熱，以避免食物內之蛋白質凝結，造成胃管阻塞；粉末狀配方沖泡後即可，但勿放於室溫超過一小時。

⑵檢查配方製造有效日期，液體灌裝之商業配方，開啟後放於冰

箱冷藏，並於四十八小時內用完。未開封的配方儲存在涼且乾燥處。

⑶忌將藥倒入食物中，以防食物與藥物發生交互作用。

㈡留置導尿管的居家照護

1. 導尿管插管目的

協助無法自行解尿的患者，引流出尿液。

2. 照護目標

維持導尿管管路之密閉通暢，有良好的日常照護，使感染機率降至最低。

3. 管路照顧

⑴每日至少一次，並於解便後應清潔會陰部、尿道口：以溫水清洗，水流方向由上往下沖，以大棉棒由尿道口（最清潔處）往肛門口（最髒處）方向擦去分泌物或髒物，棉棒切勿再往回擦拭，沖淨後並拭乾。沖洗時女性要撥開陰唇，男性須將包皮往下推露出尿道口清洗，沖洗完記得要將包皮推回，否則會造成龜頭水腫。若分泌物多時則增加沖洗或清潔次數。

⑵以紙膠固定於適當位置，男性於下腹部區，女性於大腿內側，活動時不會牽扯。因居家護理患者須長期使用，考量皮膚長期紙膠固定易刺激破損及經濟衡量，建議可使用有彈性的短絲襪或棉繩固定，但不可以綁太緊，市面上醫療器材行也有販售專門的魔鬼氈固定帶，患者及家屬使用後反應效果佳，固定部位須每天更換，以防皮膚過敏或發紅。

⑶保持引流系統密閉通暢，勿使管路牽扯、受壓、扭曲，並可擠壓尿管（一手固定尿管並輕微反折，另一手由上往下擠壓，利

用負壓原理將沉澱物及尿液往下引流）避免尿管阻塞，以維持尿管通暢。

⑷蓄尿袋勿提過高於膀胱高度以上，以防尿液回流。且勿放置於地上，躺臥時吊掛於床緣或放於地上的清潔盆內，坐時可吊放於椅墊或放於地上的清潔盆內，站時可提攜於大腿高度或綁於大腿處。蓄尿袋外層建議加一層塑膠袋保護，以防活動翻身時不慎刮損蓄尿袋，受到汙染。

⑸約每八小時，或尿量＞ 1000 C.C.時倒除袋內之尿液，視情況，可增加倒除次數。尿袋接頭及導尿管勿鬆脫應保持密閉以防汙染。

⑹注意管路更換時限，並由專業之醫護人員更換；一般材質住院期間須每星期更換，出院後的居家更換期限為兩星期，若為矽質材質則皆為每月更換一次。

4.日常注意事項

⑴記錄倒出尿液的量，觀查尿液顏色、味道、性狀。

⑵避免尿道感染須注意

(a)足夠的水分攝取，無限制水分下，每日約攝取液體量 2500 至 3000 C.C.，以增加排尿量，每天尿量至少須維持在 1500 至 2000 C.C.。

(b)攝取酸灰性食物，如小紅莓汁至少 300 C.C.，Vit C（每日 1 至 2gm）、酸梅汁、健康醋等，可酸化尿液，避免細菌滋生。

(c)觀察有無泌尿道感染的症狀，如尿液混濁、異味、發燒、寒顫……等。

⑶觀察有無滲尿情形（尿液從尿管旁滲出），可能滲尿原因有：

(a)尿管阻塞：如管路受壓，扭結，因泌尿道感染過多沉澱物等致膀胱脹滿。

處置：★每一至二小時執行尿管揉捏。

★每二小時翻身，輕按摩下腹部。

★充足水分，至少 2000 ml ／天。

★於改變姿勢時，如輪椅活動、翻身後，檢查尿管，確定引流系統通暢，未受壓。

★如個案為結石患者，分泌物、沉澱物較多，可依醫囑二週更換一次導尿管，或更換管徑較大的導尿管（但見仁見智，尿管有可能會愈換愈大，但仍滲尿，除非前者處理皆未改善再考慮）。

(b)機械因素：管路牽扯。

處置：於改變姿勢後，檢查導尿管，確定未牽扯，以免刺激膀胱收縮，而致滲尿。

(c)腹內壓力過高：因便祕、閉氣用力、咳嗽、打噴嚏、緊張用力等。

處置：維持每天排便通暢，避免腹部用力之姿勢，使肌肉放鬆。

(d)神經系統方面受損：膀胱平滑肌不必要的收縮、痙攣。

處置：與案家解釋此為不可控因素，並指導家屬二小時檢查尿布是否滲濕，若滲濕即更換，以免對皮膚造成刺激。

(4)觀察有無阻塞情形，如沒有或很少尿液從尿管內流出，一小時內少於 30 至 50 C.C.，在每小時攝水 100 C.C.，且持續六小時情況未見改善，觸摸下腹部有無膀胱脹滿的硬塊感，患者亦有無想解尿的尿意感。

⑸居家護理師更換導尿管時，有些患者於拔除導尿管或重新插入後，會有血尿情形發生，可能是黏膜摩擦或患者有攝護腺肥大所致，一般來說，經過一段時間會自行止住，其處理方式建議多喝水預防導尿管阻塞，持續觀察顏色有無變淡，量是否有減緩？

⑹若有以上任何異常，例如發燒、發冷、尿道疼痛、大量血性尿液等，請與居家護理師聯絡或送醫求治。

5.會陰沖洗

⑴將便盆放在患者的臀部下或使用尿布、看護墊。採屈膝仰臥，並將雙腳分開。

⑵準備溫開水約 41 至 43 度，用手腕內側測水溫，一手拿小可愛沖洗壺，或用礦泉水瓶，瓶蓋打多個小洞，在陰部位置由上向下慢慢將水擠出，水柱輕微的壓力可將分泌物自然沖洗掉，同時以另一手拿大棉棒由上往下，由內而外清潔陰部（碰觸肛門時則不可再用），一次使用一枝棉棒，用完即丟，不可重複使用，注意勿使棉棒棒尾（即手握持處）碰刺到患者臀部。

⑶沖洗時，應動作輕柔。並隨時觀察患者的反應、觀察會陰部傷口情況、注意是否有分泌物或炎症反應。

⑷重新固定好尿管位置。

⑸將尿布、看護墊及便盆移除。

上述步驟每日請執行一至二次。

㈢留置氣切套管的居家照護

1.氣切套管插管目的

建立另一通暢的呼吸道，以讓患者能獲得充分的換氣。

2.照護目標

維持呼吸道通暢，預防套管脫位、肺部或氣切口感染發生。

3.管路照顧

(1)依患者痰液多寡，可先予以抽痰及高濃度氧氣使用。

(2)氣切造口清潔消毒，患者採平躺，頸部自然伸直，先洗手，再用消毒棉棒先沾優碘藥水擦拭傷口周圍，等三十秒優碘藥水乾後，再用生理食鹽水擦拭，並重複此過程一次；注意勿沾太濕，由傷口中央往外環形擦拭，不可來回，棉棒用一次即丟棄。分泌物滲出量多或潮濕時，應先以乾的棉棒擦拭後再消毒。

(3)消毒的過程中常易引發患者咳嗽，造成氣管套管或內管滑出，因此消毒過程中，一手將氣管套管固定，另一手進行消毒動作，過程中密切觀察患者反應，若有咳嗽時，應暫停消毒動作，待患者停止後再繼續。

(4)注意造口周圍，有無紅、腫、熱、痛或不正常分泌物等發炎跡象。

(5)若為鐵製氣切套管，每日更換內管，取出內管，將備妥之無菌內管平穩地置入，轉上內、外管開關。內管移除的時間勿超過五分鐘。

(6)換上無菌的氣切紗布。

(7)將 Y 紗放在氣切套管與造瘻口之間。

(8)被換下的髒內管，可以雙氧水泡洗，除去痰液；居家消毒方法可採酒精浸泡或煮沸法。酒精浸泡法於使用前三十分將氣切套管泡於有藥用酒精的加蓋可煮之盒內，用時取出，以無菌生理食鹽水沖去酒精。

⑼煮沸法因氣切套管材質不同，使用方式也不同。鐵製氣切：以煮沸消毒法將氣切內外管及裝（泡）內管之盒子一起煮沸消毒，水位必須蓋滿內容物，開水沸騰後煮十五分鐘即可。矽質氣切（無內管）：將外管放於煮沸之開水內加蓋，燜消十五分鐘後將水倒出即可。塑膠氣切一般不重複使用。

⑽消毒多次後，使用前應注意氣切套管是否彎曲變形或裂痕，而無法使用。

⑾早晚可給予蒸氣吸入（可增備蒸氣機、抽痰機）。

⑿居家定期更換氣管套管，因套管材質不同，放置期限亦有所不同；鐵製（二星期）、塑膠（二星期）、矽質（一個月）。

⒀矽質氣切套管於居家須備兩套交替使用，故使用期限可用兩年。

4.日常注意事項

⑴每日觀察氣切造廔口、分泌物多寡，是否有感染之虞。

⑵若患者無法自行咳出，請家屬協助抽痰。

⑶氣切固定若是棉繩，以打活結方式將棉繩繫於頸側，髒時適時更換，醫療器材行也有販售專門的魔鬼氈固定帶，寬度應留約 2 指鬆度，以免過緊或過鬆造成患者不適或套管脫出。

⑷氣囊方面：當個案不是使用呼吸器、且氣切套管大小適當，一般要有固定帶將氣切套管固定好。為避免家屬疏忽未定時放氣造成不必要的損傷，所以不打氣。

⑸於氣切管開口處放置鹽水紗布。潤濕空氣，或用兩個塑膠小藥杯，將其底部圓形剪開，再將兩個小藥杯中間放置鹽水紗布後重疊，即可覆蓋在氣切口處，潤濕空氣及過濾異物。

⑹若有管路滑脫情形，請立即返診就醫。

㈣抽痰的居家照護

1. 抽痰目的

清除呼吸道分泌物，以促進呼吸通暢。

2. 準備用品

抽痰機、抽痰管、抽痰用無菌手套、有蓋之開口式容器內裝清水。

3. 抽痰步驟

⑴洗手，避免感染。

⑵依患者需要時先給高濃度氧氣五分鐘。

⑶打開抽痰管包裝，先不要抽出抽痰管。

⑷右手戴上無菌手套，將抽痰管抽出，注意不可讓管子碰觸其他物品。

⑸打開抽痰機開關並調好壓力，成人 150 至 200 ㎜ Hg，小孩 80 至 120 ㎜ Hg，一般抽痰機會有壓力控制鈕，在鈕的外圈會將安全壓力範圍設成綠色，危險範圍設成紅色，故將壓力鈕轉至綠色即可，然後將抽痰管接在抽痰機的塑膠接頭上。

⑹將抽痰管以無吸力狀態插入適當深度（鼻子：十五至二十公分；嘴巴：十二至十五公分；氣切口：十公分）放入，若感覺管子有頂住時，應將抽痰管拉回一至二公分後再抽吸，以免抽吸時傷害周圍組織黏膜。

⑺以左手按住控制口，右手食指及拇指將抽痰管做 360 度旋轉，輕輕拉回抽痰管。

⑻每次抽痰時間勿超過十五秒，兩次抽吸之間，應間隔一到二分鐘，（使用呼吸器者，應間隔二到三次換氣呼吸後，再重複抽吸）。

⑼原有使用氧氣者應於抽痰前、中、後，各給予高濃度（100％）氧氣使用。

⑽抽痰管用畢後，請放置於清水內抽吸，直到痰液完全進入引流瓶內。

⑾捲曲抽痰管，將手套外翻反摺包住抽痰管後丟棄。

4.注意事項

⑴若有氣切的患者應先抽氣切套管再抽口鼻，抽完口鼻後不可再用同一條抽痰管抽氣切套管。

⑵抽痰管及抽痰用手套每用一次應丟棄，不可重複使用。

⑶抽痰應於灌食或進餐前三十分鐘，或餐後一小時進行，以免引起嘔吐。

⑷抽痰時若有臉色發青、呼吸困難的情形，應馬上停止進行，並給予氧氣。

⑸患者痰多時，應常抽吸，以免結痂、阻塞。

⑹抽痰前先做拍痰或蒸氣吸入，則抽吸效果更佳。

⑺不適當的抽吸會使氣管黏膜破裂，有血絲痰時抽痰壓力應降低。

⑻環境中應避免呼吸道刺激物（灰塵、花粉、噴霧劑等）。

⑼利用適當的清掃方式，例如使用吸塵器或濕擦方式可減少塵埃飛揚，避免刺激病人呼吸道而使分泌物增加。

⑽若病人有呼吸困難、發燒、痰液顏色性質改變（痰變黃綠稠）時請與居家護理師聯絡或儘速送醫求治。

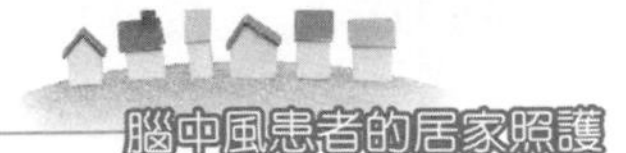

㈤抽痰機與製氧機清潔保養

1. 抽痰機

⑴蓄痰瓶：須每天清洗，瓶內放入少量清水及 3 ％少量 Lysol 或沙威隆。

⑵清水瓶：清水 500 ml 加 3 ％ Lysol 20 ml。於每次抽痰後再抽吸此溶液，以清潔整個抽痰管路。

⑶抽痰連接管：定期三個月更新，或視情況髒了即更換。

⑷抽痰管：單次使用後即丟棄。

2. 製氧機

⑴潮濕瓶：裝蒸餾水 100 至 150 ml。每天換水一次。切記要倒掉原瓶內的水，再裝入蒸餾水。

⑵製氧機位置勿太靠牆壁，距離十五公分以上。盡可能置於乾燥通風處。

⑶製氧機外殼的過濾海綿一週至少清洗一 次，陰乾後裝回。

⑷細菌過濾器每使用八百至一千小時，應換新，以維持使用安全（機器會顯示使用時間）。

⑸若長期不用，機器每週啟動一小時，以防內部潮濕。

⑹遠離火源並禁止屋內吸菸。

註：（各種醫療儀器使用時，仍須參照該儀器之使用說明書）

㈥蒸氣吸入

1. 目的

供給水分及濕氣，促進痰液稀化易於排除，解除支氣管痙攣及預防或減輕氣喘的發作。

將床頭搖高 60 至 90 度坐起，使肺部擴張讓氣霧粒子可深入肺葉深部達到效果。

2. 注意事項

⑴用煮過的冷開水（或蒸餾水）加入水槽，覆蓋水位點即可。切記勿加礦泉水，反而會導致機器礦化毀損。

⑵生理食鹽水及藥物（依醫師指示）放入藥杯噴霧使用。

⑶每次使用前擦拭水位點上的水垢。不可整台機器浸水清潔。

⑷藥杯及配件使用後均須清洗晾乾備用。

⑸噴霧器勿日光直曬，遠離瓦斯及熱源。

㈦背部扣擊（拍痰）

1. 目的

協助肺部分泌物的排除而進行的一種方式，利用手部及空氣震動原理，可使附著在支氣管或氣管上的痰液鬆動易於咳出，維持呼吸道通暢，配合姿位引流來進行效果最好。

2. 時間

飯前一個小時（避免於飯後操作），每次叩擊一側約三至五分鐘，一天四次左右兩側胸部扣擊。

3. 叩擊方法

⑴將患者床頭搖平，維持側臥姿勢。

⑵將手弓起呈杯狀，由肋骨下緣往肩胛骨方向扣擊。

（由下往上，由外側往中間方向，但須避開脊椎骨、胸骨、肩胛骨、心臟及肋骨緣以下等位置）

⑶拍完痰後請協助患者維持側臥（拍痰側在上方）至少 10 分鐘，使痰液引流至氣管。

⑷若患者有自己咳嗽的能力者，請鼓勵患者做深呼吸及用力咳嗽的活動，若病人無法自咳，請幫患者抽痰。

4.注意事項

⑴如果患者沒有水腫或限制飲水，每日應喝 2000 至 2500 C.C.的水分，使痰變稀，較易咳出。

⑵如果痰量增加或太黏不易自咳時，須配合服用化痰劑及蒸氣吸入。順序：先做蒸氣吸入，再做背部扣擊，然後再抽痰。

⑶經常幫患者翻身，每天作三到四次背部扣擊，使痰容易咳出。

⑷拍痰過程中應隨時注意患者意識及呼吸狀況。

㈧姿位引流

1. 目的

利用重力原理，將痰或分泌物由肺部排向氣管的方法。以維持呼吸道的清潔並減少痰液堆積，預防肺部合併症。

2. 方法

經常將患者改變姿勢，例如左、右側躺，每個姿勢維持二十分鐘。

㈨一般傷口居家照護

1. 定義

壓瘡或褥瘡是指皮膚及其下方之組織，長時間受到外界壓力，而引起局部缺血導致皮膚發紅、破皮產生，即稱為壓瘡。

2. 導致壓瘡的原因

⑴受壓：長時間固定部位的受壓當然是導致壓瘡最重要的原因，健康的人可以自由的移動身體，而癱瘓或虛弱的患者，若沒有

人協助，常常固定在同一姿勢，而使身體某些部位長時間受壓。

(2)摩擦：床單或睡衣的皺摺或鈕扣、帶子等，會刺激脆弱、乾燥的皮膚，而移動患者身體時，與床單強烈的摩擦或拉扯，會使皮膚受傷，而易導致壓瘡。

(3)潮濕與不潔：流汗或便溺等若處理不當，會使皮膚潮濕不潔，也容易產生壓瘡，更有可能進一步使傷口感染。

(4)營養狀態不良：患者若營養不良，抵抗力會降低，可能與組織的不易修補與壞死有關。

3.目的

保持傷口及周圍皮膚之清潔，促進傷口癒合。

4.症狀

(1)早期症狀：在壓瘡的早期，皮膚會發紅，在清潔擦拭患者時，須仔細觀察全身，是否出現這類症狀。早期發現、避免上述形成壓瘡的原因，即是最好的治療。

(2)形成水泡階段：若發現已形成水泡，最重要的就是注意不要讓水泡破掉，以免引起更進一步的感染，可根據醫護人員的指導，以消毒紗布覆蓋患部。

(3)潰爛階段：若傷口已侵犯到皮下組織，甚至肌肉，就必須由專業的醫護人員來處理，以免因細菌感染引發敗血症，造成死亡。

5.處理方法

(1)傷口周圍皮膚須徹底清潔乾淨，若患者身體太髒，有需要時則必須先洗澡。

(2)皮膚發紅不退的處理方法是縮短翻身時間，且避免此部位繼續受壓。

⑶若皮膚已破皮且有深度之未感染傷口，處理如下：

標準傷口消毒法：

(a)先洗手，並清潔傷口周圍皮膚。

(b)以消毒過的棉棒沾生理食鹽水，由內往外將傷口分泌物擦拭乾淨。

(c)再用優碘棉棒由內往外擦拭，待三十秒鐘後再以生理食鹽水棉棒由內往外，將優碘擦拭乾淨（勿讓優碘留在傷口上，以免抑制新生組織生成，及造成皮膚色素沉澱）。

(d)若醫師有開藥膏，則再抹上藥膏。

(e)以消毒過紗布覆蓋傷口，覆蓋範圍至少大於傷口五公分以上（因鬆散紗布微有彈性，可部分減少壓瘡傷口組織再度受到壓迫）。

(f)以紙膠固定紗布。

(g)每天至少更換一次，若傷口沾到大、小便，或傷口滲液多時，則須隨時更換，若要移除舊紗布時傷口有沾黏情形，可以生理食鹽水先潤濕後再去除紗布，勿強硬撕去紗布以免造成傷口出血或破壞新生成之組織。

⑷水泡之處理

(a)以標準傷口消毒法消毒皮膚。

(b)覆蓋紗布、透氣性敷料薄膜或水膠體敷料，並以紙膠固定。

⑸若傷口有感染（有膿液或傷口周圍紅腫、發熱情形）之處理方法：

(a)標準傷口消毒法。

(b)用沾生理食鹽水之濕紗布填塞傷口。

(c)以乾散紗覆蓋傷口，紙膠固定之。

(d)視傷口滲出液多寡而定，一天更換二至三次。

(e)待傷口滲出液減少時，或傷口感染情形改善後，再恢復成一般之傷口照護法。

(f)若傷口有黑結痂壞死組織，則須清瘡，將黑結痂壞死組織軟化清除，正常組織才能生長，於居家可利用機械性清瘡，例如覆蓋紗布後移除或棉花棒清洗等，但效果較慢。現有化學製劑，利用酵素溶解壞死組織，促使及早脫落，效果佳但費用較昂貴。使用方式仍建議須經醫師或居家護理師評估後，視患者狀況再使用。

⑹若患者有發燒情形，且傷口一直癒合不良，傷口愈來愈深的情況下，可與居家護理師聯絡或送醫求治。

6.壓瘡的預防重於治療

⑴保持皮膚清潔乾燥。

⑵被單、衣服須選用質軟、乾燥、吸汗的棉類，並保持床單、衣物之平整，避免皺摺產生。

⑶盡量不使用尿布，改用看護墊、尿套，保持乾燥通風。

⑷每二小時翻身一次，若發現局部有發紅且超過三十分鐘未退，則須縮短時間，提早翻身。

⑸可選用氣墊床（註）、水床、海棉墊、蛋形床墊等來協助身體分散壓力，以預防壓瘡產生，但注意氣墊床並不能完全避免壓瘡產生，患牙仍需要翻身。

註：氣墊床

★經常檢查管條是否交替充氣。

★低壓指示燈：如果亮燈，則表示壓力過低，可能有管條破裂，可洽廠商至家中檢查更新。

★底墊清潔：因管條之間有空隙，灰塵易掉落，須半年乾擦一次。

⑹適當的臥位、擺位，例：平躺時小腿可墊高以免腳跟受壓，側臥時背後墊枕頭，一腿伸直，一腿彎曲，上方之腿下墊枕頭，以免兩腿重疊。

⑺每日四次以上全關節運動，以促進血液循環。

⑻充分攝取營養，高蛋白飲食及維他命 B、C 群的攝取，以促進傷口組織新生。

⑼每天至少一次檢查全身皮膚，每次翻身時就要檢查。

⑽坐輪椅或坐於床上時，每十五分鐘用手撐起上身一分鐘，以減輕坐骨處之壓力。

⑾糖尿患者者請嚴格控制血糖，以促進傷口癒合及預防感染。

二、一般身體檢查

什麼叫作發燒？

當肛溫為攝氏 37.6 度，腋溫為 36.4 度時是正常體溫。所以當肛溫高於 38 度，腋溫高於 37.5 度時，就叫作發燒。

㈠發燒常見的原因

發燒是身體感染的一個警訊。居家的病人常見於呼吸道感染、泌尿道感染、皮膚的破損感染。

㈡發燒的處理

1. 維持室內的通風及溫度在 22 至 27 度。

2. 多休息及睡眠。
3. 補充水分每日 2500 至 4000 C.C.，假如流汗太多，須補充少許鹽水及更換乾爽衣物。
4. 如可活動應洗溫水澡以利散熱。
5. 無法改善立即送醫處理。

◀生命跡象測量

要如何知道患者是否生病了呢？最初步、簡單又方便的方法是測量生命跡象，包括體溫、脈搏、呼吸及血壓，它們是反映人體健康狀況的重要依據。

㈢血壓

1. 如何測量血壓

⑴受測者靜坐，選擇平時較常測量的一上臂，若受測者剛走動、抽菸、喝咖啡或情緒激動，則應休息十分鐘再量。受測者勿穿緊身衣，若要捲起衣袖以不綳緊上臂為原則。

⑵手臂平放檯面與心臟同高，必要時可以書本或小枕頭墊高。

⑶把未打氣的加壓帶圍在手肘窩上方約二・五公分，綁帶的鬆緊度應可容納二根手指。

⑷打開水銀開關鈕，並鎖緊充氣控制鈕。

⑸測量者帶好聽診器，以食指及中指觸摸找出有脈動處（肘窩內三分之一處）並將聽診器的膜面置於脈動處上，聽診器不可以壓得太用力，並且不要接觸到加壓帶。

⑹擠壓充氣球，將加壓帶充氣使水銀柱至高於平時收縮壓 30 毫米汞柱。

⑺緩慢調鬆充氣控制鈕，使水銀柱以每秒 2 至 3 毫米汞柱的速度

下降。

(8)水銀柱下降的同時，須以聽診器仔細聽，開始聽到第一聲「咚」時的水銀值，即為收縮壓（之後會陸續有咚的聲音），至最後一聲咚時的水銀值則是舒張壓。

(9)若要量第二次，則須休息一分鐘後再測。

2.正常血壓值是多少

收縮壓介於 90 至 140 毫米汞柱間，舒張壓介於 60 至 90 毫米汞柱間視為正常範圍。

3.哪些因素會影響血壓值

(1)左右手臂：右手的血壓比左手高約 5 至 20 毫米汞柱。

(2)姿勢：躺姿最高，坐姿次之，站姿最低。

(3)時間：清晨最低，傍晚最高。

(4)年齡：隨年齡增加，血壓有漸增趨勢。

(5)性別：男性高於女性。

(6)其他：肥胖、抽菸、酗酒、飲食不當（太鹹或高膽固醇）、壓力或情緒不穩等，都會使血壓升高。

4.血壓計

(1)電子血壓計：半年至一年須校正一次（註）。

(2)水銀血壓計：確認a.壓脈袋無破損；b.水銀無外漏；c.打氣水銀能上升；d.半年至一年須校正一次。

註：原購買醫療器材行或原廠皆可校正。

(四)體溫

體溫是體內環境的溫度，平時應維持適當的體溫範圍。當體溫太高或太低，會造成組織的損傷。

1. 如何測量體溫

⑴口溫：若老人可配合含口溫計，則以此法測量，但患者精神狀態若多變，不建議此方式。

將體溫計的水銀端放在舌下前端，並嘴唇閉攏，勿以牙齒咬住體溫計，量四分鐘即可取出。

注意事項：平時體溫計要置放在乾淨處，最好不要與他人共用。若剛吃完熱或冰食，則應等十五分鐘後再測；剛抽菸則等二分鐘。

⑵腋溫：將體溫計的水銀端放在腋窩中央，上臂夾緊量十分鐘即可取出。

注意事項：若容易流汗，要先擦乾。等待測量過程中應常檢查水銀端是否脫出。

2. 什麼是不正常的體溫

人體正常體溫介於攝氏 36 度至 37.5 度之間，一天之中可能有攝氏 0.5 度至 0.7 度的差異：清晨最低、傍晚最高。如果要判斷體溫是否不正常，應以其平時健康狀態的體溫為比較值。

3. 體溫過高或體溫過低代表什麼意義

⑴體溫過高：即發燒，可能表示正受感染，如：感冒、肺炎、膀胱發炎、泌尿道發炎，或某器官組織長膿。此外，心肌梗塞、外傷、手術或惡性腫瘤也可能導致發燒。

⑵體溫過低：通常是由於身處在寒冷環境過久造成。

㈤脈搏

正常脈搏是多少？

在休息狀況下，正常脈搏是每分鐘 60 至 100 下，但平均老人的脈搏次數會比較少（50至100下），造成脈搏變快的可能原因除了心臟問題外，還包括感染、血壓過低、甲狀腺機能亢進、缺氧、疼痛、情緒不穩，或者正服用某些藥物。脈搏變慢的原因則可能是心臟問題或用藥引起。

㈥呼吸

1. 如何測量呼吸

正常的呼吸應該是輕鬆有規律，並且沒有雜音的。成人呼吸次數介於每分鐘十至二十次。

2. 什麼是異常的呼吸狀態

⑴影響呼吸次數加快的原因有代謝性問題、感染、活動、疼痛或情緒等，如果在休息時仍喘至三十次以上，則應視情況就醫。

⑵性質：觀察呼吸狀況除了次數外，呼吸型態亦不可忽視，如：老人自訴呼吸困難或疼痛；呼吸有雜音（哮鳴、鼾音）；呼吸用力；可以看見其脖子的肌肉明顯移動（收縮及放鬆）。這些情況均為異狀，亦應視情況就醫。

㈦測血糖

1. 如何測量血糖

準備血糖機、試紙、採血針、酒精棉片，依血糖機說明步驟執行。

2. 注意事項

⑴初期每日測量飯前（未進食）及飯後（進食後二小時）血糖，待血糖控制穩定後，再依次減為每隔一天一次，每週二次或每週一次。

⑵正常成年人空腹血糖為 70 至 110 mg/dl，飯後二小時應小於 140 mg/dl。但若是長期糖尿病老人，有時血糖控制不會規定如此嚴格，控制在 200 mg/dl 以下即可接受。

⑶確實記錄血糖監測日期、時間及結果，以利返診時醫師調整藥物。

⑷服用藥物後十五至三十分鐘，一定要進食，否則有低血糖。

⑸照顧者一定要了解低血糖症狀：全身無力，焦躁不安、手腳發抖、緊張冒汗，最後反應遲鈍，甚至抽筋、昏迷。若有上述情形，立即吃下方糖、果汁、可樂、牛奶、蜂蜜等任一食物，如果十分鐘後症狀仍未改善，可再重複吃一次，當不適的症狀消失後，應儘速進食正餐或點心，以防再次血糖下降；若低血糖反應持續，應立即求醫。但若患者意識不清，切勿進食，應立即送醫求治。

⑹平時注意保養，飲食、運動、藥物缺一不可。

3. 血糖機

⑴測試區沾有血跡時，用酒精棉片擦拭。注意須等酒精乾了，才能再測試。

⑵半年至一年須校正一次。

㈧小量灌腸

目的：軟化糞便，利於排出。

方法：灌腸溶液（溫度 38 至 41 度）

甘油灌腸：甘油與清水比例為 1：1，如溶液量為 120 C.C.，即取甘油 60 C.C.，加清水 60 C.C.後充分混合。

⑴協助患者移向近照顧者之床邊，將褲子脫到大腿處。

⑵鋪上防水床單或紙尿片，以防反應過快，糞便汙染床面。

⑶協助患者左側臥，藉重力以利溶液流入，並予以適當覆蓋。

⑷帶上手套，並在手指塗上適量凡士林潤滑劑。

⑸將一手指輕柔的插入直腸內一・五至二吋（三・八至五公分）處，並在插入時請個案說「啊」或張口呼吸。

⑹請患者平躺，盡量隱忍三十分鐘，至少十分鐘以上，以利溶液作用。

⑺將手指內側沿腸壁以順時針方向，慢慢旋轉移動手指，並將糞便挖出。

⑻協助患者坐便盆或上廁所，清潔整理乾淨。

Chapter 10 飲食指導

林口長庚醫院營養師　曹雅姿

部分中風的起因是由於膽固醇過高引致血管狹窄，或動脈硬化使血管彈性消失、血栓形成，使血管閉塞、狹窄，血管彈性消失會使血壓發生改變，血壓改變也會促使動脈硬化。血管壁肥厚使血管狹小，引起血流障礙，內膜剝離，出血引起血栓，使血管內更狹窄甚至引起閉塞，動脈硬化發生在腦中即為中風。

中風除了基因和外在環境引起之外，其最主要是由一些慢性病引起的，如：高血壓、高脂血症、糖尿病和肥胖等。所以中風患者飲食上應注意減少食物中鈉及油脂量、飽和脂肪酸及膽固醇的攝取。

一、控制高血壓飲食

根據流行病學研究，鈉的攝取量與高血壓罹患率成正比，也就是說鈉量攝取過多時，高血壓的罹患率相對地提高。而肥胖也是造成高血壓的因素之一，因此鈉量的限制及理想體重的維持是預防高血壓的重點。

有許多的研究證據顯示很多的飲食因素會影響血壓，從飲食中調整可以明顯的降低血壓，包括：減少飲食中鈉的攝取量、增加鉀的攝取量、降低體重、多攝取蔬菜及水果、減少飽和脂肪酸及膽固醇的攝取。

㈠限制鈉飲食

限制鈉質的供給量，普通飲食含鈉量為 3 至 6 公克，喜歡吃較鹹味道者，飲食含鈉量可能高至 10 至 12 公克（食鹽NaCl中含鈉約 40 %），限制鈉質飲食可分為三類以適應不同的病情：

1. 微限鈉飲食（Mild sodium-restricted diet）（2000 至 3000 公絲或 87 至 130 mEq）：此微限鈉飲食對血壓沒有影響，但可預防心臟病與腎臟病水腫的發生，中等度心衰竭的病人也應微限制鈉質，此飲食可以維持適當的水分及電解質平衡，採用此飲食要稍微限制烹調用鹽，除表 10-2 所列各類食物中含量外，每日烹調時可加 1 茶匙食鹽，含鹽多的食物如表 10-1。
2. 適度限鈉飲食（Moderate sodium-restricted diet）（1000 至 2000 公絲或 43 至 87 mEq）：病人採用微限鈉飲食服用利尿劑控制高血壓後，似有水腫或水腫傾向時改用適量限鈉飲食，製備此飲食時不加鹽，飲食中的鈉量經計算過後，進餐時可使用少許鹽（每日約四分之一小匙）。
3. 嚴格鈉質飲食（Strict sodium-restricted diet）（500 公絲或 22 mEq）：用於高血壓控制不良的患者，此飲食除食物中所含的鈉質外，烹調時不另外加鹽、醬油等鹹的調味品，應禁食的食物如表 10-1。

表10-1 食物選擇表

食物種類	可食	忌食
奶類及其製品	全脂奶、脫脂奶及奶製品，每日不超2杯。	乳酪
肉、魚、蛋、豆類及其製品	新鮮肉、魚、家禽蛋類，新鮮豆類及其製品，如：豆腐、豆漿、豆花、豆干、素雞、花生等。	加鹽或燻製的食品，如：中西式火腿、香腸、臘肉、牛肉乾、豬肉乾、燻雞、板鴨、肉鬆、魚鬆、鹹魚、魚乾、鹹蛋、皮蛋、滷味、醃製、罐製、滷製的成品，如：加味豆干、筍豆、豆腐乳、花生醬等。
五穀根莖類	米飯、冬粉、米粉、自製麵食。	麵包及西點，如：蛋糕、甜鹹餅乾、蘇打餅乾、蛋捲、奶酥等。麵線、油麵、速食麵、速食米粉、速食冬粉、義大利脆餅等。
蔬菜類	新鮮蔬菜及自製蔬菜汁（芹菜、胡蘿蔔等含鈉量較高的蔬菜宜少食用）。	醃製蔬菜，如：榨菜、酸菜、泡菜、醬菜、鹹菜、梅干菜、雪裡紅、筍干等。冷凍蔬菜，如：豌豆莢、青豆仁等。加工蔬菜汁、玉米及各種加鹽的蔬菜罐頭。
水果類	新鮮水果及自製果汁。	乾果類，如：蜜餞、脫水水果。各類罐頭水果加工果汁，如：番茄汁、果汁粉。
油脂類	植物油，如：大豆油、花生油、紅花子油等。	奶油、瑪琪琳、沙拉醬、蛋黃醬。
調味料	蔥、薑、蒜、白糖、白醋、肉桂、五香、八角、杏仁露、香草片等。辣椒、胡椒、咖哩粉等較刺激之食品宜少食用。	味精、蒜鹽、花椒鹽、豆瓣醬、沙茶醬、辣醬油、蠔油、蝦油、甜麵醬、番茄醬、豆豉、味噌、芥茉醬、烏醋等。
其他	太白粉、茶。	雞精、牛肉精、海苔醬、速食湯、油炸粉、炸洋芋片、爆米花、米果、運動飲料、碳酸飲料（如：汽水、可樂等）。

飲食中鈉之計算：

一日鈉的攝取量＝每日自新鮮食物中攝取的鈉量＋調味品中的鈉量。

例：一位高血壓患者，每日限制食用 2000 毫克的鈉量。

⑴每日自均衡的飲食中攝取約 310 至 370 毫克的鈉量（表 10-2）。

⑵可自調味品中攝取的鈉量為 1630 至 1690 毫克。

2000 毫克－（310 至 370 毫克）＝ 1630 至 1690 毫克。

表10-2 每日均衡的飲食中可攝取的鈉量

類別	分量	含鈉量（毫克）
奶類	1 杯	120
肉、魚、豆、蛋類	4 份	100
五穀根莖類	3-6 碗	60-120
油脂類	3 湯匙	微量
蔬菜類	3 碟	27
水果類	2 個	4
總計		310-370

限鈉的飲食原則：

1. 飲食攝取要均衡，且多樣化。
2. 最好選擇新鮮食材自行製備，若無法自行準備，則須注意以下事項：

⑴減少食用湯汁。

⑵了解餐廳如何製備，可要求製備過程不加鹽、味精等含鹽的調味料。

⑶避免選擇醃、燻、醬、滷、漬等烹調方式製備的食物。

⑷準備水沖掉食物裡的調味料。

⑸限制含鹽調味料的使用。

⑹可選擇蔬菜、水果取代鹹味點心。

3. 加工產品及烘培食品等皆添加鈉添加物，宜限制食用，如：各類罐頭、麵線、油麵、麵包、糕餅、甜鹹餅乾、魚肉加工品、醃製蔬菜、甜鹹蜜餞等。
4. 選擇市售食品時，應注意其外包裝之營養標示含鈉量，並將鈉量攝取量列入飲食設計中。
5. 含鈉量高的調味品，如：鹽、醬油、味精等必須按飲食計畫使用。（表 10-3）
6. 食用市售的低鈉調品，如：低鈉鹽及低鈉醬油時，須按營養師指示使用，且因其鉀含量較高不適用於腎臟患者者。
7. 含鈉量較高的蔬菜，如：紫菜、海帶、胡蘿蔔、芹菜、發芽蠶豆等，不宜大量食用。
8. 利用下列烹調技巧，以增加食物美味。
   ⑴在烹調時使用檸檬、蘋果、鳳梨、番茄、芒果、荔枝等水果的特殊酸味，以增加風味。
   ⑵使用香菜、草菇、海帶、洋蔥等味道強烈的蔬菜，來增加食物的美味。
   ⑶中藥材和香辛料的利用：使用枸杞、川芎、紅棗、黑棗等中藥材及胡椒、八角、花椒、肉桂、香蒜粉、杏仁露、山葵粉，可以減少鹽量的攝取。
   ⑷低鹽佐料的使用：多用蒜、薑及香草片等低鹽佐料，達到變化食物風味的目的。
   ⑸糖醋的利用：烹調時使用糖、白醋、香醋、純米醋、高粱來調味，可加添食物甜酸的風味。
   ⑹鮮味的利用：用烤、蒸、燉等烹調方式，保持食物的原有味，以減少鹽及味精的用量。

(7)可以用烤、燻的烹調方式，使食物產生特殊的風味，再淋上檸檬汁，即可降低因少放鹽的淡而無味。

9. 烹調時，應多選用植物油，如：大豆油、玉米油、葵花子油、橄欖油、芥花油等，心血管疾病之患者，忌食動物性油脂，如：牛油、豬油、雞油、乳酪、肥肉、豬皮、雞皮、鴨皮等。

10. 內臟（如：腦、肝、心、腰子）、蟹黃、魚卵、蝦卵等，因膽固醇含量高，心血管疾患者者必須減少食用，攝食蛋黃一星期不超過二個為宜。

11. 避免抽菸。

表10-3 各類調味品與食鹽含量的換算表

1 茶匙鹽 （2000 毫克鈉）	=2 湯匙醬油 =5 茶匙味精
1 公克鹽 （400 毫克鈉）	=6 毫升醬油（$1\frac{1}{5}$茶匙醬油） =3 公克味精（1 茶匙味精） =5 毫升烏醋（1 茶匙烏醋） =12 毫升番茄醬（$2\frac{1}{2}$茶匙番茄醬）

(二)增加鉀的攝取

體內鈉與鉀電解質的平衡受腎素血管加壓素－留鹽激素（renin Angiotensin-Aldosterone）機轉的影響。高血壓者投與鉀會促進鈉的排出，腎素分泌量減少，血管興奮減低，有抑壓的效果。此外，一般利尿劑會促進鉀排出，因此高血壓病人應注意血鉀含量，必要時須注意鉀的補充（表 10-4）。

表10-4 每份食物含鉀量表

第一組 0-100 毫克／份	第二組 100-200 毫克／份	第三組 200-300 毫克／份	第四組 >300 毫克／份
青菜類	**青菜類**	**青菜類**	**青菜類**
胡瓜	綠豆芽	胡蘿蔔	川七
葫蘆瓜	玉米筍	麻竹筍	莧菜
蒲瓜	包心白菜	綠蘆筍	菠菜
絲瓜	筊白筍	油菜	空心菜
黃豆芽	芥菜	青江菜	荸薺
濕木耳	花胡瓜	龍鬚菜	茼蒿
水果類	黃秋葵	小白菜	紅莧菜
鳳梨	苦瓜	萵苣葉	白鳳菜
堅果類	洋蔥	花椰菜	韭菜
杏仁	高麗菜	油菜花	黑甜菜
松子	甜椒	美國芹菜	青花菜
開心果	山東白菜	紫甘藍	芹菜
五穀根莖類	澎湖絲瓜	芥藍	甘薯葉
燕麥片	牛蒡	蘆筍	苜蓿芽
肉魚豆蛋類	**水果類**	番茄	草菇
蚌殼類	櫻桃	蘿蔔	金針菇
蛋類	香蕉	茄子	柳松菇
	荔枝	香菇	洋菇
	海頓芒果	蠔菇	猴頭菇
	楊桃	**水果類**	**水果類**
	柿餅	龍眼乾	美濃瓜
	黑棗	棗子	木瓜
	紅棗	泰國芭樂	玫瑰桃
	榴槤	西瓜	哈密瓜
	葡萄乾	釋迦	奇異果
	蓮霧	白柚	聖女番茄

表10-4 每份食物含鉀量表（續）

第一組 0-100 毫克／份	第二組 100-200 毫克／份	第三組 200-300 毫克／份	第四組 >300 毫克／份
	葡萄	龍眼	**五穀根莖類**
	西洋梨	酪梨*	山藥
	蘋果	**五穀根莖類**	皇帝豆
	葡萄柚	馬鈴薯	南瓜
	五穀根莖類	芋頭	**奶類**
	甘藷	蓮藕	
	玉米		
	豌豆仁		
	肉魚豆蛋類		
	各式魚類		
	豬、牛、羊等瘦肉		
	雞肉		

*酪梨雖為水果，但因油脂含量高，依其成分於食物代換表中歸為油脂類。

㈢勿食過量鈣質

本態性高血壓者之動脈平滑肌細胞上鈣通道增多或增大，使鈣進入細胞內造成細胞內鈣濃度增加，肌肉產生收縮，動脈內腔變狹，末梢血管抵抗力增加，造成高血壓。用鈣離子拮抗劑 ，或飲食中勿過量鈣質，有助於控制高血壓。

㈣維持理想體重

1. 肥胖的原因

每日飲食所攝取的總熱量，超出身體需要的能量，多餘的熱量會轉成脂肪並積存於體內，日積月累即形成肥胖現象；長期飲食過量，缺乏運動及身體內分泌失調，是形成肥胖的主因。超出理想體重 10 %以上為過重，超出理想體重 20 %以上肥胖。

2. 理想體重

年齡	男		女	
	身高（公分）	理想體重（公斤）	身高（公分）	理想體重（公分）
10-12	141	34	143	34
13-15	160	50	154	47
16-19	169	60	158	51
20-32	170	62	158	52
33-54	166	62	154	52
55 以上	164	62	152	52
備註	身高每增減 1 公分，體重 （男）增減 0.6 公斤 （女）增減 0.5 公斤			

二、體重及熱量計算方法

㈠理想體重（Ideal Body Weight, IBW）之計算

1. 身體質量指數（Body Mass Index, BMI）＝體重（公斤）／身高^2（公尺^2）
2. 體重範圍
   ⑴體重過輕：BMI ＜ 18.5
   ⑵理想體重範圍：18.5≦BMI ＜ 24
   ⑶體重過重：24≦BMI ＜ 27
   ⑷輕度肥胖：27≦BMI ＜ 30
   ⑸中度肥胖：30≦BMI ＜ 35

⑹重度肥胖：BMI≧35

㈡熱量計算公式

1. 利用理想體重或調整重估計熱量需要，須根據病人的性別、年齡、身高、體重和活動量決定。
2. 成人的熱量計算。

1. 每公斤體重所需熱量表

活動量	體重過重 BMI≧24	理想體重 18.5≦BMI ＜ 24	體重不足 BMI ＜ 18.5
臥床	20	20-25	30
輕度	20-25	30	35
中度	30	35	40
重度	35	40	45

（註）輕度：除了因通車、購物等約一小時的步行和輕度手工或家事等站立之外，大部分從事坐著的工作、讀書、談話等情況。
中度：除了因通車、購物等其他事項約二小時的步行和從事坐著的工作、辦公、讀書及談話等之外，還從事機械工作、接待或家事等站立較多之活動。
重度：除了上述靜坐、站立、步行等活動外，另從事農耕、漁業、建築等約一小時的重度肌肉性的工作。

或　　單位：kcal/kg

肥胖、活動量極低或長期節食者	20
年齡大於 50 歲，中度活動的女性，久坐輕度活動的男性	25
中度活動的男性，重度活動女性	30
消瘦或重度活動的男性	40

2. 控制高脂血症飲食

依照美國心臟學會所建議之飲食可分為二階段飲食。第一階段飲食包括：控制總熱量之攝取以期達理想體重。總脂肪之攝取占總熱量之 30 %以下，其中飽和脂肪酸須低於 10 %，單元不飽和脂肪酸占約 10～15 %，多元不飽和脂肪酸最多占 10 %。膽固醇攝取量每日不超過 300 毫克。如果第一階段飲食實施三個月後無法適當的達到飲食治療的目標，則應實行第二階段飲食治療。此時飽和脂肪酸之比例應降至總熱量之 7 %以下，每日膽固醇攝取量應少於 200 毫克。

3.高脂血症飲食原則

⑴總熱量：飲食中之總熱量以能維持理想體重為宜。肥胖者較正常體重者總膽固醇與HDL／膽固醇之比值高，血清三酸甘油酯含量亦高。

⑵脂肪：占總熱量 30 %以下為宜，少吃油炸、油煎、油酥的食物及豬皮、雞皮、鴨皮等。

(a)炒菜時宜選用含單元不飽和脂肪酸高的油，以符合二階段飲食中單元不飽和脂肪酸宜占總熱量 10 至 15 %之建議。花生油、菜籽油及橄欖油所含之單元不飽和脂肪酸較化種油脂為高，可多使用。

(b)炒菜時少用飽和脂肪酸含量高之油脂，如：豬油、牛油、奶油等動物性脂肪。此外，棕櫚油、核仁油及椰子油等三種植物性油脂雖含單元不飽和脂肪酸，不宜過量食用。動物性肥肉亦應減少或避免食用。

(c)多元不飽和脂肪酸之攝取量為總熱量之 10 %，多元不飽和脂肪酸可分為ω-6 及ω-3 脂肪酸。含ω-6 脂肪酸較豐富之油脂包括：紅花子油、葵花油、大豆油及玉米油。ω-3 脂肪酸之主要來源為魚油，此類脂肪酸主要為 EPA 及 DHA。

⑶醣類：尤其是蔗糖、果糖進入體內可轉變成三酸甘油酯，採用

高醣低脂肪飲食，會升高血清三酸甘油酯。對於醣類誘發之高三酸甘油酯血症者應調節飲食中之總醣。同時應採用多醣類，避免糖及含糖飲料及含糖多之水果蔬菜。

⑷膽固醇：每日攝取的膽固醇量以不超過 300 毫克為宜。膽固醇含量高的食物如：內臟（腦、肝、腰子等）、蟹黃、蝦卵、魚卵等，每星期進食蛋黃以不超過二到三個為原則（表 10-5）。

⑸維生素：為防止攝取的多元不飽和脂肪酸氧化，飲食中應充分的補充維生素 E。維生素 B6 與亞麻油酸的代謝過程有關，應注意補充。其他維生素也應充分攝取。

⑹纖維質：可分為可溶及不可溶解二大類。多攝取水溶性纖維，醣類之食物來源，應以燕麥、糙米等全穀類及新鮮水果為主，應避免攝取過多的含精緻糖類食物或甜飲料。

⑺黃豆蛋白質：黃豆蛋白質較動物性蛋白質更具降低血清膽固醇之作用。

⑻酒精：飲用過多的酒精飲料會使血液中三酸甘油酯上升，且會使體重過重，應注意不可過量，男性每天不超過二個酒精當量，女性每天不超過一個酒精當量。

⑼反式脂肪酸含量高的氫化油脂，氫化植物奶油、烤酥油等製造之食品，例如：糕餅、西點、速食食品，少吃為宜。

4.控制糖尿病飲食

糖尿病會引發心血管疾病，所以血糖的控制對預防中風是很重要的。糖尿病飲食是以正常飲食為基礎，根據患者狀況提供適當的熱量及營養素，以達控制代謝異常及維持合理體重的一種飲食。

5.糖尿病飲食原則

⑴針對個人的營養需要、疾病類型和治療方式為考量，個別化的飲

表10-5	食物中膽固醇含量表	膽固醇（毫克）
蛋類	鵝蛋	564
	鴨蛋	619
	雞蛋	266
	雞蛋黃	266
	鵪鶉蛋	74
	鵪鶉蛋白	0
	雞蛋白	0
肉類	雞腿肉	91
	全雞	60-90
	火雞胸肉	77
	火雞腿肉	101
	牛瘦肉	91
	牛肥肉	99
	牛馬鞍肉	70
	小牛肉	90
	豬瘦肉	88、60、57
	豬三層肉	75
	豬後腿肉	70-105
	兔肉	70
	鮮火腿	91
	香腸	70-105
	雞肝	60
	雞胗	748
	火雞肝	195
	豬肚、腸	599
	羊後腿肉	231
	豬腎	804
	豬、牛、羊心	274
	豬、牛肝	438
	豬、牛、羊胰	466
	豬腦（100 克或 2 兩半）	2350
	牛腦（100 克或 2 兩半）	2054
	豬腰（100 克或 2 兩半）	480
	牛腰（100 克或 2 兩半）	387

表10-5 食物中膽固醇含量表（續）

	食物	膽固醇（毫克）
肉類	臘腸（100 克或 2 兩半）	150
	羊肉（肥）（100 克或 2 兩半）	138
	羊肉（瘦）（100 克或 2 兩半）	105
	肥牛肉（100 克或 2 兩半）	99
	雞胸肉（100 克或 2 兩半）	39
	雞脾肉（100 克或 2 兩半）	95
	鴿肉（100 克或 2 兩半）	90
魚類	魚卵	360
	鮭魚	35
	鱒魚	55
	比目魚	50
	一般海產魚	50-80
	一般淡水魚	60-80
	鮪魚	65
	草魚	85
	鯽魚	90
	黃魚	79
	鯧魚	120
	鰻魚	189
	沙丁魚	140
	白帶魚	55
	肉織魚	50
	鯊魚	40
	金線魚	45
	目孔魚	35
海產類	蛤、蠔	50、200
	蜆	454
	海扇	53
	蟹肉	100
	蝦（100 克或 2 兩半）	154
	龍蝦（100 克 2 兩半）	85
	干貝	145
	章魚	173
	墨魚	180

表10-5	食物中膽固醇含量表（續）	膽固醇（毫克）
海產類	鮑魚	182
	魷魚（乾）	615
	魚肉製肉	40
	魚干	80
	鮸魚（100 克或 2 兩半）	81
	海蜇（100 克或 2 兩半）	16
	海參（100 克或 2 兩半）	0
	鮮魷魚（100 克或 2 兩半）	231
油類	雞油（100 克或 2 兩半）	74
	豬油（100 克或 2 兩半）	56
	植物油（100 克或 2 兩半）（如花生油、栗米油）	0

食設計及建議。食物中的總醣量對血糖的影響勝過醣類的來源或種類，因此控制每天每餐總醣量的攝取是維持穩定血糖的首要因子。糖尿患者可依本身的狀況學習，認識含醣的食物種類及其之間的替換，並定時定量攝食醣類食物，以達到維持理想血糖的目的。

⑵糖尿病飲食是一種健康均衡的飲食，可與家人一起食用，但須控制每日所吃的食物份量，運用食物代換表，以增加食物的選擇性及變化性，並養成定時定量的飲食習慣，每日營養建議攝取量請參考表 10-6。

⑶維持合理體重，體重過重者，若能減輕體重 5 至 10 %以上，將有助於疾病改善。

（註）合理體重（Reasonable body weight）：是指合理且可達到的體重，不一定是理想體重，通常可設定為減輕體重的 5 至 10 %以上。

表10-6 營養素建議攝取量表

碳水化合物	碳水化合物熱量＋單元不飽和脂肪酸熱量＝總熱量之 60-70 % 膳食纖維同一般人建議，20-35 公克／天
蛋白質	通常建議小於總熱量 20 %，須視患者狀況決定需要量 一旦有微蛋白尿出現，飲食就應開始限制蛋白質，＜ 0.8 公克／公斤／天
脂肪	視患者狀況個別化設計，但須遵守以下原則 飽和脂肪酸＜總熱量 10 % 多元不飽和脂肪酸＜總熱量 10 % 單元不飽和脂肪酸在總熱量之 10-15 % 膽固醇＜ 300 毫克／天 （註）低密度脂蛋白膽固醇≧100mg/dl 患者，需將飽和脂肪酸攝取量占總熱量 7 %、膽固醇攝取量降至＜ 200 毫克／天
維生素、礦物質	同一般人建議，不須特別補充維他命、礦物質或抗氧化劑

⑷盡量減少食用富含飽和脂肪酸的食物，如：肥肉、皮、動物性油脂（豬油、牛油、雞油、鵝油等）、棕櫚油、椰子油、加工食品（香腸、貢丸、蝦餃、燕餃、魚餃等）以及全脂乳製品（全脂奶、起司等）。

⑸盡量減少食用含反式脂肪酸（trans-fatty acid）油脂，如：奶油、瑪琪琳、烤酥油等及其製品（糕餅類、小西點等）。

⑹烹調用油宜選擇富含不飽和脂肪酸的油脂，特別是富含單元不飽和脂肪酸的烹調用油為佳，如：橄欖油、芥花油、菜籽油等。

⑺烹調方式宜多採用清蒸、水煮、涼拌、燒、烤、燉、滷等方式，以減少用油量。

⑻依照飲食計畫，多選用含纖維質的食物，如：蔬菜、水果、全穀類（燕麥、薏仁、糙米等）、未加工的豆類（黃豆、綠豆、紅豆等），而蔬果應盡量連皮、渣一起食用。

⑼中西式點心（如：蟹殼黃、鹹麵包、咖哩餃、雞捲等）、節慶應景食品（如：粽子、月餅、甜粿、鹹粿、年糕等）及含糖食物（如：糖果、煉乳、蜂蜜、汽水、飲料、果汁、蜜餞、中西式甜點、蛋糕、加糖的罐頭等），可納入飲食計畫中適量食用。

⑽嗜甜者，可選用代糖當甜味劑，如：糖精（saccharin）、阿斯巴甜（aspartame）、醋磺內酯鉀（acesulfame potassium）等。在建議量內用代糖是安全的，代糖每日可接受攝取量請參考表 10-7。

⑾注射胰島素口服降血糖藥物的患者，應特別注意在誤餐時，可先進食少許點心（如一份 15 公克的碳水化合物），隨身攜帶糖果，以防止低血糖的發生。

⑿控制鈉量攝取，特別是高血壓患者，鈉的攝取量應限制在每天 2400 毫克（6 公克鹽）以內，平時應盡量減少含鈉調味料的使用，以及食用鹽醃、鹽漬、調味重的加工食品。

⒀應減少食用膽固醇含量高的食品，如：內臟（腦、肝、腰子等）、蟹黃、蝦卵、魚卵、烏魚子等。血膽固醇過高者蛋黃攝取每週以不超過二至三個為原則。

⒁外食及生病應注意選食技巧，請參考表 10-8 及表 10-9。

⒂飲酒須適量，對於孕婦、胰臟炎、進行性神經病變或嚴重高三酸甘油酯血症等患者，則須避免喝酒。所謂適量是指男性每天

表10-7 建議之代糖每日可接受攝取量（ADI；acceptable daily intake）

代糖	ADI
saccharin（糖精）	5mg/gk/day
aspartame（阿斯巴甜）	10mg/kg/day
acesulfame-K（醋磺內酯鉀）	15mg/kg/day

美國食品與藥物管理局（FDA，Food and Drug Administration）

表10-8 外食技巧

1. 先熟悉食物的分類和份量，且依自己的飲食計畫在家多練習食物代換，以方便在外用餐時選擇適當的食物種類和分量。
2. 用餐時盡量選擇低油和清淡的食物，如清蒸、水煮、涼拌等菜餚，而含油量高之食物，如：瓜子、冷盤中的核桃、腰果等宜注意少吃，另外，若無法避免油炸食物時，可將外皮去除食用。
3. 盡量避免攝取糖漬、糖醋、蜜汁等菜餚以及甜點，可以水果替代飯後甜點。
4. 多選用蔬菜以增加飽足感，但夾菜時盡可能滴乾湯汁，或用白開水、清湯過再吃，如此可避免食入過多的油和鹽。
5. 減少食用內容物不清楚或製作方法不明確之食物。
6. 濃湯、勾芡食物、碎肉製品（如：肉丸子、獅子頭、蝦球等）含大量太白粉及油脂，盡量少吃。
7. 注意減少沙拉醬的攝取量。
8. 盡量以白開水代替糖類飲料（如：健怡可口可樂）、含糖果汁及飲料，也可隨身自備代糖，以增加食物口味。
9. 飲酒要適量。

表10-9 生病時的處理原則

1. 在發燒、脫水、感染或其他疾病時，身體可能產生壓力荷爾蒙（stress hormones）使得血糖升高，因此生病時應該照常注射胰島素。
2. 密切監測血糖和尿酮（每天至少 4 次，於三餐前及睡前），若血糖值大於 240mg/dl 且有酮體產生時應增加胰島素劑量。
3. 若無法接受常規飲食，可改變食物質地，以含有醣類的軟質或流質食物供應（如：湯品、果汁、飲料、冰淇淋等），並少量多餐，每天須攝取 150-200 公克醣類（或每 3-4 小時攝取含有 45-50 公克醣類，即 3-4 份醣類單位）的食物。
4. 每小時應補充足夠的水分，如果有持續性噁心、嘔吐發生時，每 15-30 分鐘可少量啜飲 1-2 湯匙液體。
5. 如果症狀持續未改善，生病超過 1 天，應儘速就醫。

不超過二個酒精當量；女性每天不超過一個酒精當量。

一個酒精當量＝ 2 份脂肪＝ 90 大卡熱量＝ 12oz（360C.C.）啤酒＝ 50oz（150C.C.）釀造酒＝ 1.5oz（45C.C.）蒸餾酒，相關資料請參表 10-10。

(16)酒精會抑制糖新生作用，且時間持續達八至十二小時，因此應避免空腹時喝酒而造成低血糖等問題，因此適量飲酒時，並不須扣除任何食物的攝取。

(17)運動須視個別身體狀況、喜好、年齡、生活型態，選擇最適當的方式。第 2 型糖尿患者可以藉由運動來改善胰島素敏感度，並協助達到或維持理想體重；而第 1 型糖尿患者者，運動時應注意避免低血糖的產生。在血糖制不佳時（血糖大於 250 至 300 毫克／每 100 毫升），運動會讓血糖更加惡化並產生酮體，並不適合運動，須待血糖控制改善後再運動，運動時注意原則可

表10-10 90 大卡酒精的酒量

90 大卡酒量	酒精濃度	種類
24 毫升	54%	玉山高粱酒、玉山茅臺酒
30 毫升	43.5%	竹葉青酒
32 毫升	40%	蘭姆酒、白蘭地、威士忌、琴酒、伏特加、陳年高粱酒、玉露酒
38 毫升	34%	米酒頭、雙鹿五加皮、龍鳳酒
45 毫升	28.5%	蔘茸酒、鹿茸酒
66 毫升	19.5%	稻香米酒
80 毫升	16%	紹興酒、黃酒、花雕酒
86 毫升	15%	紅露酒、清酒
122 毫升	10.5%	特級紅葡萄酒、金香白葡萄酒、特級玫瑰紅酒
286 毫升	4.5%	台灣啤酒

註：特級玫瑰紅酒、蔘茸酒、龍鳳酒、竹葉青酒以及常見的烏梅等會另外添加糖分，含糖量約 5%至 10%以上不等，飲用時除了酒精熱量外，會額外再伴隨少量糖類攝取。

資料來源：台灣菸酒股份有限公司

參考表 10-11。

⒅運動宜採每週三至四次、每次三十至六十分鐘、運動強度達最大心跳速率（220 －年齡／分鐘）之 60 至 85 %的常規運動，將有助於血糖、血脂、血壓及體重的控制。

⒆糖尿病控制目標請參考表 10-12。

表10-11 運動時的建議及注意原則

1. 第 1 型（Type 1）糖尿病患者若常規運動，胰島素劑量視狀況可減少，以避免低血糖產生，而中等以上程度超過 30 分鐘的運動，應注意運動後延遲性低血糖的發生，計畫外增加的運動，須增加碳水化合物的攝取，一般而言，中等強度的運動，每分鐘每公斤體重身體會增加 2-3 毫克葡萄糖的利用，若以一體重 70 公斤為案例，每分鐘中等強度的運動須增加 140-210 毫克葡萄糖攝取，換算為每小時約須額外增加 8.4-12.6 克葡萄糖攝取。
2. 第 2 型（Type 2）糖尿病患者，運動可改善胰島素的敏感性，胰島素的分泌及葡萄轉換速率，較不易產生運動性低血糖及酮酸中毒。
3. 運動時注意原則

⑴運動前做血糖監測，以作為調整胰島素碳水化合物的依據。

⑵是否須攝取額外的碳水化合物，須視運動持續時間、強度、藥物及運動前血糖值而定：

血糖值	建議
＞ 100mg/dl	中等強度運動＜ 30 分鐘，通常不必補充點心
≦100mg/dl	須攝取運動前點心

- 30-60 分鐘中等強度的運動，須補充 15 公克碳水化合物，之後每小時再補充 15 公克碳水化合物。
- 高強度運動，每小時需補充 30-50 公克碳水化合物。

⑶運動後建議進食吸收較慢的複合性碳水化合物，來減少延遲性低血糖的發生。

⑷最安全的運動時間是餐後 60-90 分鐘，最好在早上運動，較能在清醒時發現任何運動後低血糖情形。

⑸避免在胰島素作用高峰時運動。使用藥物治療的糖尿病患者，運動時須攜帶作用快速之碳水化合物食物及糖尿病識別卡，並和了解自己疾病的同伴一起運動。

1. 管灌飲食

若中風患者吞嚥困難或無法經口攝食，將食物配方注入餵食管經由鼻至胃、鼻至十二指腸，鼻至空腸或食道造口、胃造口、空腸造口等途徑導入體內的流體飲食。

2. 管灌飲食原則

(1)依患者的病況、營養需求、腸胃道功能及灌食途徑，決定灌食的方法及配方的種類，以合乎患者需求。

(2)注意水分平衡，不須限水的患者，可提供 30 至 35 毫升／公斤體重 1 毫升／大卡，以免發生脫水現象。

(3)配方濃度以 1 大卡／毫升為宜，除非病人嚴重營養不良或需要嚴格控制水分時，可提高至 2 大卡／毫升。

(4)一般配方濃度最好在 300 至 500mOsm/L，濃縮配方在 400 至 700mOsm/L，元素配方在 900mOsm/L 以上，配方為等張溶液則不須再加以稀釋，以免造成患者水分攝取過多，營養量攝取不足或增加配方汙染機會，病人若有耐受問題，改變灌食速度較改變配方濃度重要。

(5)氮與總熱量的比例要適當，理想的比值是 1 公克／ 150 至 300 大卡，依據患者的狀況決定比值。

(6)製備過程及灌食時應注意製作人員、食材、器具的清潔衛生，避免遭受汙染，此外，利用天然食物製備的灌食應注意溶液的濃度、稠度、溫度、均質度及營養均衡性。

(7)由多種食品混合調製的管灌飲食，細菌容易滋生，在室溫下放置時間不宜超過三十分鐘。若一次做好整天的份量，應分裝加蓋並冷藏。每次灌食前取出以隔水加熱方式復熱，並立即灌食，每次製備配方應於二十四小時內使用完畢。

⑻商業配方若於冰箱存放，應於灌食前提早取出回溫或隔水加熱方式復熱至室溫接近體溫再灌食。

⑼避免將新鮮的配方加在仍存有上次殘留配方的灌食容器中。

⑽避免同時增加灌食速度及配方濃度，以預防不適的反應。

⑾除非有醫囑，否則切忌將藥物倒入食物中，以防食物與藥物產生交互作用。

⑿除非必須臥床，鼓勵患者於灌食後做輕度的活動以助消化。

⒀定期追蹤患者的病情、營養指標及相關的生化檢查值、水分攝入及排出量，隨時依狀況做適當的飲食調整。

2. 灌食方法及其注意事項

⑴批式灌食法（Bolus Feeding）

(a)初次以少量開始，約 50 至 100 毫升，灌食速度不宜過快，逐次增加至目標灌食量，若胃排空正常者最大量可至 500 毫升／次。

(b)以二至四小時灌食一次，依情況調整灌食時間與容量，灌食前以空針反抽檢查胃餘容量（residual volume），連續二次灌前反抽，胃留量大於 200 毫升時，則暫停灌食直到患者的胃排空改善，仍未改善則考慮改變灌食方式或插管位置。

(c)每次灌食後以 30 至 50 毫升的溫開水沖洗管子，使管子通暢及防止食物殘留管內。

(d)每次灌食前後須先洗淨灌食器。

(e)不要將製備好的灌食配方放在室溫下超過四小時。

(f)灌食時及灌食後一小時內，將病人頭部抬高 30 至 45 度，以防灌食的食物倒吸入呼吸道造成吸入性肺炎，清醒盡量採坐姿灌食。

⑵連續式灌食（continuous feeding）

(a)連續式灌食法可分二種，一是採重力式滴注法，一是用定量灌食機（pump）維持固定的灌食速度。

(b)初灌時可由每小時 10 至 20 毫升開始。

- 灌食至胃患者可依情況每二至八小時檢查胃餘容量，若反抽量小於一・五小時量或總量 50 %，則可以依病人的情況每四至八小時累進約 20 至 50 毫升，再逐漸調整至所需要量。
- 直接灌食至小腸的患者，初灌食時依患者的臨床表徵如：腹脹、噁心、腹瀉等來判斷是否調整濃度及速度。灌食至胃一般商業配方不需要加以稀釋，滲透壓較高者，可以較慢速度開始，並視病人耐受度增加，若有需要改變濃度應先改變至所需濃度，再增加速度。

(c)避免同時改變速度和濃度，如採胃灌食時先調整濃度，採腸灌食時先調整容積（即灌食速度）。

(d)連續灌食袋以附有冰袋裝置者為宜，可使灌食溶液保時足夠低溫；若無冰袋裝置，灌食容量一次不宜超過四至六小時。

(e)注意灌食溶液的容器及設備衛生安全，避免汙染。

(f)患者灌食姿勢建議維持頭頸部抬高 30 至 45 度。

中風患者除了維持理想體重外，若有慢性病，其控制目標如表 10-12，以防止中風再復發。

表10-12 避免中風復發控制目標

項目	單位	正常值	目標
血糖值			
空腹	（毫克／每 100 毫升）	＜ 110	90-130
飯後 1-2 小時	（毫克／每 100 毫升）	＜ 140	＜ 180
A1c*	%	＜ 6	＜ 7
血脂值			
總膽固醇	（毫克／每 100 毫升）		＜ 200
低密度脂蛋白膽固醇	（毫克／每 100 毫升）		＜ 100
高密度脂蛋白膽固醇	（毫克／每 100 毫升）		
男性			＞ 45
女性			＞ 55
三酸甘油酯			＜ 150
血壓			
收縮壓	（毫米水銀）		＜ 130
舒張壓	（毫米水銀）		＜ 80

*A1c（glycated hemoglobin，糖化血色素），非糖尿病者正常參考值為 4.0-6.0%
資料來源：ADA, 2003 & ADA, 2002

參考文獻

黃玲珠編著（1988）。**《膳食療養學》**。台北市：華杏。

台灣營養學會臨床委員會（2006）。**《臨床營養工作手冊》**。台北市：作者。

Chapter 11 社會資源簡介

陽光基金會董事長　馬海霞

一、社會保險資源

㈠健保資源

1. 重大傷病資源扶助

⑴急性腦血管疾病（包括蜘蛛膜下腔出血、腦內出血、腦梗塞、其他腦血管疾病）限於急性發作後一個月內由醫師逕行認定重大傷病取得重大傷病卡後，可依衛生署91年修正發布之「全民健康保險保險對象免自行負擔費用辦法」。

⑵持重大傷病證明於有效期限內就醫，其免自行負擔費用之範圍如下：

・重大傷病證明所載之傷病，或經診治醫師認定為該傷病之相關治療。

・因重大傷病門診，當次由同一醫師併行其他治療。

・因重大傷病住院須併行他科治療，或住院期間依病情需要，併行重大傷病之診療。

2. 健保保費扶助

⑴低收入戶資源（註1社會救助法）

依據法令「全民健康保險法第27、37條」，對於低收入戶參加全民健康保險，政府給予全額保險費補助

註1：依據社會救助法之第4條，本法所稱低收入戶，指經申請戶籍所在地直轄市、縣（市）主管機關審核認定，符合家庭總收入平均分配全家人口，每人每月在最低生活費以下，且家庭財產未超過中央、直轄市主管機關公告之當年度一定金額者。前項所稱最低生活費，由中央、直轄市主管機關參照中央主計機關所公布當地區最近一年平均每人消費支出百分之六十定之，並至少每三年檢討一次；直轄市主管機關並應報中央主管機關備查。第一項所稱家庭財產，包括動產及不動產，其金額應分別定之。第一項申請應檢附之文件、審核認定程序等事項之規定，由直轄市、縣（市）主管機關定之。

⑵中低收入戶資源

依據法令「老人參加全民健康保險無力負擔費用補助辦法第5條」，對於中低收入戶七十歲以上國民參加全民健康保險自付部分之保險費，健保保費全額補助。

⑶若中風患者領有身心障礙者手冊

依據法令「身心障礙者參加社會保險保險費補助辦法第3條及第5條」，對於身心障礙者參加健保、勞保、公保、農保自付部分之保險費，政府給予保費補助：

- 重度、極重度身心障礙者：自付保費全額補助。
- 中度身心障礙者：自付保費補助50％。
- 輕度身心障礙者：自付保費補助25％。

3.洽詢單位

⑴健康保險局服務據點

・總局

地址：台北市大安區 106 信義路三段 140 號

電話：（02）27065866

080 免費服務電話：0800-030598

・台北分局（轄區範圍：台北市、台北縣、基隆市、宜蘭縣、金門縣、連江縣）

地址：台北市中正區 100 許昌街 17 號 8F

電話：（02）21912006

・北區分局（轄區範圍：桃園縣、新竹市、新竹縣、苗栗縣）

地址：桃園縣中壢市 320 中山東路三段 525 號

電話：（03）4339111

080 免費服務電話：0800-030598

・中區分局（轄區範圍：台中市、台中縣、彰化縣、南投縣）

地址：台中市西屯區 407 市政北一路 66 號

電話：（04）22583988

080 免費服務電話：0800-425011

・南區分局（轄區範圍：雲林縣、嘉義市、嘉義縣、台南市、台南縣）

地址：台南市中區 700 公園路 96 號

電話：（06）2245678

080 免費服務電話：0800-030598

・高屏分局（轄區範圍：高雄市、高雄縣、屏東縣、澎湖縣）

地址：高雄市三民區 807 九如二路 157 號

電話：（07）3233123

080 免費服務電話：0800-030598

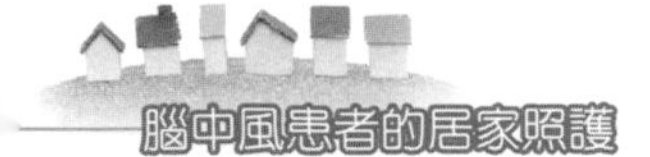

・東區分局（轄區範圍：花蓮縣、台東縣）
地址：花蓮市 970 軒轅路 36 號
電話：（038）332111

㈡勞保、公保、農保保費扶助

依據法令「身心障礙者參加社會保險保險費補助辦法第 3 條及第 5 條」同健保保費扶助。

二、社會經濟扶助（表 11-1 各縣（市）社會局資訊）

㈠低收入戶生活補助

1. 經申請戶籍所在地直轄市、縣（市）主管機關審核認定。
2. 符合家庭總收入平均分配全家人口，每人每月在最低生活費以下。
3. 且家庭財產未超過中央、直轄市主管機關公告之當年度一定金額者。
4. 家庭財產，包括動產及不動產，其金額應分別定之。
5. 申請方式：申請應檢附之文件、審核認定程序等事項之規定，由直轄市、縣（市）主管機關定之。

第 5 條　前條第一項所稱家庭，其應計算人口範圍，除申請人外，包括下列人員：一、配偶；二、直系血親；三、同一戶籍或共同生活之兄弟姊妹；四、前三款以外，認列綜合所得稅扶養親屬免稅額之納稅義務人。

㈡身心障礙者津貼

1. 領有設籍所在地身心障礙者手冊。

表11-1 直轄市、縣（市）政府社會局

機關名稱	地址	電話	傳真
台北市政府社會局	台北市市府路 1 號	（02）27221839	（02）27206552
高雄市政府社會局	高雄市四維三路 2 號 2 樓	（07）3373369	（07）3333565
台北縣政府社會局	台北縣板橋市中山路一段 161 號 25 樓	（02）29603456	（02）29693894
宜蘭縣政府社會處	宜蘭市同慶街 95 號	（03）9328822	（03）9328522
桃園縣政府社會處	桃園市縣府路 1 號 3、4 樓	（03）3322101	（03）3362942
新竹縣政府社會處	新竹縣竹北市光明六路 10 號	（03）5518101	（03）5554694
苗栗縣政府社會局	苗栗市縣府路 100 號	（037）322150	（037）355329
台中縣政府社會處	台中縣豐原市陽明街 36 號	（04）25263100	（04）25264411
彰化縣政府社會處	彰化市中興路 100 號	（04）7264150-2	（04）7285256
南投縣政府社會處	南投市中興路 660 號	（049）2222106-9	（049）2238404
雲林縣政府社會局	雲林縣斗六市雲林路二段 515 號	（05）5322154	（05）5348530
嘉義縣政府社會處	嘉義縣太保市祥和二路東段 1 號	（05）3620123	（05）3620348
台南縣政府社會處	台南縣新營市民治路 36 號	（06）6322231	（06）6321150
高雄縣政府社會處	高雄縣鳳山市光復路二段 120 號	（07）7378821	（07）7361026
屏東縣政府社會處	屏東市建豐路 180 巷 35 號	（08）7320415	（08）7334046
台東縣政府社會局	台東市中山路 276 號	（089）326141	（089）3345451
花蓮縣政府社會局	花蓮市府前路 17 號	（03）8227171	（03）8230840
澎湖縣政府社會局	澎湖縣馬公市治平路 32 號	（06）9274400	（06）9264067
基隆市政府社會處	基隆市義一路 1 號	（02）24201122	（02）24289111
新竹市政府社會局	新竹市中正路 120 號	（03）5216121	（03）5261409
台中市政府社會處	台中市自由路二段 53 號 4、5 樓	（04）22272139	（04）22291810
嘉義市政府社會局	嘉義市中山路 199 號	（05）2254321	（05）2292835
台南市政府社會處	台南市永華路二段 6 號	（06）2991111	（06）2991764
金門縣政府社會局	金門縣金城鎮民生路 60 號	（082）335545	（082）325547
連江縣政府民政局	馬祖南竿鄉介壽村 76 號	（0836）25717	（0836）23012

2. 金額補助依極重度、重度、中度及輕度身心障礙程度，由各直轄市、縣（市）主管機關訂定。
3. 申請方式：申請應檢附之文件、審核認定程序等事項之規定，由直轄市、縣（市）主管機關定之。

㈢身心障礙者生活輔助器具費用補助（參見表 11-2）

身心障礙者醫療及輔助器具費用補助辦法第 6 條訂定作業規定。

1. 領有設籍所在地身心障礙者手冊。
2. 直轄市及縣（市）政府得依其財政狀況，自行增訂本標準表未列之輔助器具補助項目、最高補助額、最低使用年限及各補助對象資格。
3. 有關輔具申請及補助之流程，直轄市、縣（市）政府建立嚴謹之審核機制，並後續追蹤了解輔具使用情形，另身心障礙者每人每年依實際需要最多以申請二項輔具補助為原則（因情形特殊，輔具使用年限未達最低使用年限或輔具申請項目已逾二項，而須再申請補助者，得檢具相關證明文件經直轄市、縣（市）政府核准後專案辦理）。
4. 配合內政部推動直轄市、縣（市）設置輔具資源中心，期使輔具有效回收再利用，上開輔具項目得採現金給付或實物給付方式辦理，並授權由直轄市、縣（市）政府視其實際執行狀況辦理。
5. 地方政府可參酌市場實際價格自行調整核定補助金額，以符實際。
6. 申請方式：申請應檢附之文件、審核認定程序等事項之規定，由直轄市、縣（市）主管機關定之。

表11-2 身心障礙者輔助器具補助標準表

性質	輔助器具類別	低收入戶最高補助金額（元）	非低收入戶最高補助金額（元）	最低使用年限（年）	補助對象
生活輔助類	點字機	21,600	10,800	十	視障者或具視障之多重障礙者。
	點字板	1,800	900	十	
	收錄音機或隨身聽	2,000	1,000	五	
	盲用手錶	1,800	900	五	
	安全杖	700	350	三	
	弱視特製眼鏡或放大鏡	5,000	2,500	五	
	輪椅	5,000	2,500	三	一、肢障者或平衡障礙者。 二、具肢障或平衡障礙之多重障礙者。 三、申請特製三輪機車及改裝者，應先具有特製三輪機車駕照。 四、機車倒退輔助器限騎乘特製三輪機車或輪椅直上式機車者。
	枴杖 不鏽鋼	1,000	500	五	
	枴杖 鋁製	500	250	三	
	助行器	1,500	750	五	
	特製三輪機車	50,000	25,000	五	
	特製三輪機車改裝	10,000	5,000		
	機車倒退輔助器	8,000	4,000	三	
	傳真機	4,000	2,000	三	一、聽（語）障者或具聽（語）障之多重障礙者，以「戶」為補助單位。 二、十二歲以上始得申請傳真機。 三、傳真機及行動電話，二項僅能擇一申請補助。
	行動電話	2,000	1,000	三	
	火警閃光警示器	2,000	1,000	三	
	居家無障礙設施設備 電話閃光震動器	2,000	1,000	十	一、聽障者或具聽障之多重障礙者。 二、以「戶」為補助單位，每戶限申請一台。
	居家無障礙設施設備 門鈴閃光器	2,000	1,000		
	居家無障礙設施設備 無線震動警示器	2,000	1,000		
	居家無障礙設施設備 電話擴音器	2,000	1,000		
	居家無障礙設施設備 門（加寬、折疊門、剔除門檻、自動門）	6,000	3,000	十	一、具肢障或平衡障礙之多重障礙者。 二、浴室改善項目包括：水龍頭、扶手、防滑措施、門。
	居家無障礙設施設備 扶手（單隻）	1,500	750		
	居家無障礙設施設備 水龍頭（撥桿式或單閥式）	3,000	1,500		

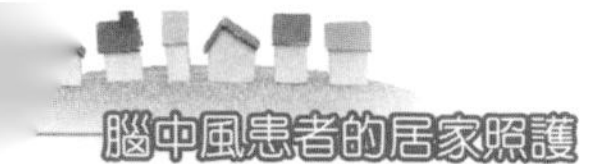

表11-2 身心障礙者輔助器具補助標準表（續）

性質	輔助器具類別		低收入戶最高補助金額（元）	非低收入戶最高補助金額（元）	最低使用年限（年）	補助對象
生活輔助類	居家無障礙設施設備	斜坡道（限自有土地）	8,000	4,000	十	三、連續型扶手不受單隻補助金額限制，低收入戶最高補助金額為 3 萬元，非低收入戶最高補助金額為 2 萬元。 四、上列項目全戶最高補助金額，低收入戶最高補助金額為 5 萬元，非低收入戶最高補助金額為 25,000 元。 五、須具復健科醫師所開具診斷證明及相關治療師出具評估報告者。 六、申請者應具備改善計畫及相關證明文件。 七、斜坡道和可攜帶斜坡板二者間僅能擇一申請補助一、具肢障或平衡障礙之多重障礙者。
		防滑措施	3,000	1,500		
		廚房改善工程	20,000	10,000		
		浴室改善工程	20,000	10,000		
		特殊簡易洗槽	2,000	1,000		
		特殊簡易浴槽	5,000	2,500		
		可攜帶斜坡板	4,000	2,000		
	移位機		20,000	10,000	十	一、肢障重度以上者或具肢障重度以上之多重障礙者。 二、應具復健科醫師所開具診斷證明及相關治療師出具評估報告者。
	特殊電腦輔助器具	點字觸摸顯示器	100,000	50,000	四	一、六歲以上視障者或具視障之多重障礙者。 二、已具備個人電腦基本配備（如電腦主機、螢幕、鍵盤）或電視。 三、點字觸摸顯示器及擴視機二者間僅能擇一項申請補助。
		擴視機 桌上型	80,000	40,000		
		擴視機 可攜式	40,000	20,000		
		盲用電腦介面軟體	10,000	5,000		
		鍵盤保護框（洞洞板）	1,000	500	四	一、六歲以上肢障或具肢障之多重障礙者。

表11-2 身心障礙者輔助器具補助標準表（續）

性質	輔助器具類別		低收入戶最高補助金額（元）	非低收入戶最高補助金額（元）	最低使用年限（年）	補助對象
生活輔助類	特殊電腦輔助器具	特殊滑鼠或鍵盤介面	5,000	2,500	四	二、已具備個人電腦基本配備（如電腦主機、螢幕、鍵盤）。三、申請吹吸口控滑鼠需為重度四肢癱瘓者，並須附由復健科醫師開具診斷證明及相關治療師出具評估報告。
		手部輔助支架（如鍵盤敲擊器）	1,200	600		
		吹吸口控滑鼠	15,000	7,500		
		視訊會議系統	5,000	2,500	四	一、六歲以上聽（語）障或具聽（語）障之多重障礙者。二、已具備個人電腦基本配備（如電腦主機、螢幕、鍵盤）。
		溝通板	10,000	5,000	四	一、智障者或具智障之多重障礙者。二、應由復健科醫師開具診斷證明及相關治療師出具評估報告註明有溝通障礙者。
	馬桶增高器（便盆椅）		1,200	600	三	身心障礙者。
	飲食類輔具：（含特殊刀、叉、湯匙、筷子、杯盤、防滑墊等相關項目）		500	250	一	一、復健科醫師診斷證明書特別註明症狀須要者。二、飲食類、衣著類、居家類輔具之補助金額為單次補助金額。
	衣著類輔具：（含穿衣桿、穿鞋、襪輔助器、長柄取物鉗等相關項目）		1,000	500	一	
	居家類輔具：（含特殊門把、烹調用具、開瓶罐器、特製開關等相關項目）		800	400	二	
	轉位板（含移位墊及移位腰帶）		2,000	1,000	二	平衡機能障礙者、肢障重度以上者或具平衡機能障礙、肢障重度以上之多重障礙者。

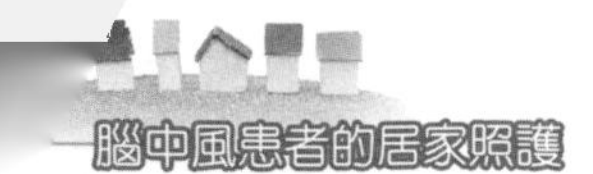

表11-2　身心障礙者輔助器具補助標準表（續）

性質	輔助器具類別	低收入戶最高補助金額（元）	非低收入戶最高補助金額（元）	最低使用年限（年）	補助對象
生活輔助類	電動床	10,000	5,000	五	一、限居家使用。 二、屬肢體癱瘓無法翻身及自行坐起，並由醫師開立診斷證明書特別註明症狀需要及相關治療師出具評估報告者。
	電動輪椅	50,000	25,000	五	一、電動輪椅及電動代步車，二者間僅能擇一項申請補助。 二、肢障重度以上者。 三、具肢障之多重障礙者，其中肢障須重度以上。 四、應由復健科醫師開具診斷證明及相關治療師出具評估報告者。 五、電動代步車之申請基於安全考量，具視障、心智障礙或精神障礙之多重障礙者，不予補助，且申請補助之電動代步車以四輪之電動代步車為原則。
復健輔助類	電動代步車	40,000	20,000		
	流體壓力床墊、氣墊床	10,000	10,000	三	一、屬肢體癱瘓無法翻身及自行坐起，或於臥姿相關壓力處已有褥瘡者，並由醫師開立診斷證明書特別註明症狀需要者及相關治療師出具評估報告。 二、應說明所需規格。
	流體壓力輪椅座墊、輪椅氣墊座（特殊量製坐墊或特殊材質坐墊）	10,000	10,000	三	一、下半身皮膚感覺或運動機能喪失，容易產生褥瘡者，或於臥姿相關壓力處已有褥瘡者，並由復健科醫師開立診斷證明書及相關治療師出具評估報告。 二、應說明特殊規格及功能。

表11-2 身心障礙者輔助器具補助標準表（續）

性質	輔助器具類別		低收入戶最高補助金額（元）	非低收入戶最高補助金額（元）	最低使用年限（年）	補助對象
復健輔助類	義肢（單支）	部分手掌義肢（美觀手掌）	5,000	5,000	三	一、肢障或具肢障之多重障礙者。 二、經行政院衛生署核可之身心障礙鑑定醫療機構之復健科或骨科醫師診斷並具證明確有裝配上項復健輔助類之需求者，並應加註承製部位。 三、義肢應先依全民健康保險義肢給付要點所定保險對象裝配義肢，對同一部位以給付一次為限；十八歲以下對同一部位每二年給付一次之相關規定辦理，其後之耗損始申請本項補助。
		部分足義肢（部分腳掌義肢）	10,000	10,000		
		前膊、小腿義肢（包括腕離斷、肘下前臂、踝離斷、賽姆式、膝下等義肢）	20,000	20,000		
		全膊、大腿義肢（包括肘離斷、肘上膝離斷、膝上等義肢）	40,000	40,000		
	肩離斷、髖離斷義肢（包括肩胛截除、肩截除、骨盆半截除、髖切除等義肢）		50,000	50,000		
	助聽器	單耳	10,000	5,000	三	一、聽（語）障者或具聽（語）障之多重障礙者， 二、申請助聽器須具身心障礙鑑定醫院耳科醫師診斷及醫院內之聽力檢查師評估並證明已無法治療改善者。雙耳聽力損失在 55dB-110dB 之間補助兩只；優耳聽力在55dB-110dB 之間、劣耳聽力 110dB 以上補助一只；聽力損失認定標準為氣導聽力檢查頻率 500Hz～4000Hz之間平均值。 三、對於十八歲以下在國內就學致不能工作者（按社會救助法相關規定，推定為無工作能力者），最高補助額得為 28,000 元，並須檢具在學證明文件。
		雙耳	20,000	10,000		

表11-2 身心障礙者輔助器具補助標準表（續）

性質	輔助器具類別		低收入戶最高補助金額（元）	非低收入戶最高補助金額（元）	最低使用年限（年）	補助對象
復健輔助類	下肢支架（單支且補助金額均含支架皮鞋）	踝足部支架（小腿支架）	3,500	3,500	三	一、肢障或具肢障之多重障礙者。 二、經行政院衛生署核可之身心障礙鑑定醫療機構之復健科或骨科醫師診斷並具證明確有裝配上項復健輔助類之需求者，並應加註承製部位。 三、經全民健康保險給付部分，不予補助。
		膝踝足支架（大腿支架、長腿支架）	7,000	7,000		
		髖膝踝足支架	8,000	8,000		
		髖部（髖）或膝部支架	3,000	3,000		
		軀幹支架（背架、背部支架、輪椅側支撐架）	8,000	8,000		
		矯正器或上肢支架（含副木、手托板）	3,500	3,500		
	特製輪椅		15,000	15,000	二	一、須有復健科醫師開立診斷證明書及相關治療師評估報告。 二、申請特製輪椅者限重度肢障或包含肢障之重度多重障礙患者。 三、申請特製輪椅須醫師診斷證明中註明無法使用一般輪椅原因，並加附圖（照）片及說明三項以上特殊規格和功能。
	站立架	普通型	5,500	5,500	三	一、智障或具智障之多重障礙者。 二、肢障或具肢障之多重障礙者。 三、須有復健科醫師開立診斷證明書及相關治療師出具評估報告。
		特製調整型	15,000	15,000		
	彈性衣		30,000	30,000	六個月	顏面損傷或燒燙傷、肌膚殘損重建等障礙者。
	矽膠片		8,000	8,000	六個月	矽膠片應由整型外科或復健科等相關專科醫師出具證明並註明使用部位、面積及深度等。

表11-2 身心障礙者輔助器具補助標準表（續）

性質	輔助器具類別	低收入戶最高補助金額（元）	非低收入戶最高補助金額（元）	最低使用年限（年）	補助對象
復健輔助類	人工電子耳	600,000	中低收入戶最高補助額度 400,000 一般戶最高補助額度 200,000	終身乙次	一、重度聽障者，經配戴助聽器及聽能復健半年，效果不佳者。 二、感覺神經性聽力障礙病史在五年以內者。 三、先天性聽障，經電腦斷層攝影確定至少具有一圈完整耳蝸存在，且無其他禁忌者。 四、以一歲六個月至六歲先天性失聰者為優先。 五、限於準醫學中心以上及經行政院衛生署專案核可之醫院施行植入手術者。 六、須有耳鼻喉科醫師開立診斷證明書及聽力師出具評估報告。
	義眼（單眼）	10,000	10,000	三	視障者或具視障之多重障礙者。
	人工講話器 一般型	2,000	2,000	一	一、聲音機能或語言機能障礙者，或具聲音機能或語言機能障礙之多重障礙者。 二、申請電子型（電動式）人工講話器限經醫師診斷書註明全喉切除者。
	人工講話器 電子型	10,000	10,000	五	
	輪椅特殊背墊（需含硬式底板）	10,000	10,000	三	一、須有復健科醫師開立診斷證明書及相關治療師評估報告。 二、須說明特殊規格及功能。 三、申請此項目者限重度肢障或包含肢障之重度多重障礙者。
備註	一、直轄市及縣（市）政府得依其財政狀況，自行增訂本標準表未列之輔助器具補助項目、最高補助額、最低使用年限及各補助對象資格。 二、有關輔具申請及補助之流程，直轄市、縣（市）政府應建立嚴謹之審核機制，並後續追蹤了解輔具使用情形，另身心障礙者每人每年依實際需要最多以申請二項輔具補助為原則（因情形特殊，輔具使用年限未達最低使用年限或輔具申請項目已逾二項，而須再申請補助者，得檢具相關證明文件經直轄市、縣（市）政府核准後專案辦理）。 三、配合內政部推動直轄市、縣（市）設置輔具資源中心，期使輔具有效回收再利用，上開輔具項目得採現金給付或實物給付方式辦理，並授權由直轄市、縣（市）政府視其實際執行狀況辦理。 四、直轄市、縣（市）政府得參酌市場實際價格自行調整核定補助金額。				

㈣學雜費減免

1. 設籍所在地身心障礙人士子女就讀之高中及高職學雜費減免。
2. 洽辦單位：各就讀學校。

三、身心障礙者居家服務

㈠設籍所在地六十五歲以上長者、六十四歲以下而日常生活須他人協助之身心障礙者。

㈡服務內容：包括居家護理、居家照顧、家務助理、友善訪視、電話問安、送餐到家、居家環境改善、其他相關之居家服務等。

㈢申請方式：申請應檢附之文件、審核認定程序等事項之規定，由直轄市、縣（市）主管機關定之。

四、交通服務

㈠乘車優待

1. 依據身心障礙者權益保障法第 58 條，身心障礙者搭乘國內大眾運輸工具，憑身心障礙證明，應予半價優待。
2. 身心障礙者經需求評估結果，認需人陪伴者，其必要陪伴者以一人為限，得享有前項之優待措施。

㈡停車優待

1. 領有設籍所在地身心障礙手冊之身心障礙者本人，或須乘載身心障礙者之同戶籍家屬，但身心障礙者本人或其家屬一人只得申請一張。

2. 依設籍所在地直轄市、縣（市）主管機關訂定，享有免費或優惠停車。
3. 洽詢單位：社會局。

㈢復康巴士服務

1. 領有設籍所在地身心障礙手冊之身心障礙者。
2. 區分為特 A 級、A 等級和 B 等級。

 A 級：器官重度障礙且乘坐輪椅者，重度以上肢障者、重度以上視障者及多障（含肢障）重度者為（A 等級）第一順位。

 B 等級：非 A 等級者為第二順位。
3. 洽詢單位：社會局。

五、其他

㈠所得稅身心障礙特別扣除額優待

㈡休閒

依據身心障礙者權益保障法第 59 條，身心障礙者進入收費之公營風景區、康樂場所或文教設施，憑身心障礙證明應予免費；其為民營者，應予半價優待。身心障礙者經需求評估結果，認需人陪伴者，其必要陪伴者以一人為限，得享有前項之優待措施。

Note

Chapter 12 患者的心路歷程——我一定要成功

陳福能先生

「中風」和「癌症」，是困擾個人和家庭最嚴重的兩種疾病。不幸罹患者，第一個反應不外乎：「為什麼是我，我又沒做虧心事。」2005 年 11 月 24 日在家彎腰撿拾物品時，突然中風送醫，我與家人也有此種抱怨，那年我虛歲七十九。

住院的前兩週，意識尚稱清醒，唯左半身動彈不得，口齒不清。雖有兒女、媳婦、孫子日夜輪流細心照顧；然午夜夢迴，思及從此也許無法下床，夢見已逝長輩，似乎欲攜我相伴，不時悲從中來，淚流滿面。

當家人提出要請「看護」時，我極力反彈，以為家人要棄我於不顧。有鑑於兒孫們各有家庭、事業、工作，且這段日子以來，僅有三人於夜間輪流照顧，疲累消瘦，於心不忍，乃勉強答應。其實是我多慮了，雖然請看護日夜照護，家人仍於白天及假日不定時至病房陪伴。對照顧病人而言，看護確實比家人勝任，然前後也換了兩、三個，方才互看順眼及投緣。看護賺得也是辛苦錢，病人及其家屬雖不必太過於苛求，然看護既然要從事此行，除了專業以外，更要有「三心」，即細心、耐心與愛心。

剛開始復健沒幾天，即高燒不退，檢查好幾日仍找不出病源，最後才發現是肛門長膿發炎所致，此時責怪醫師的無能和看護的疏忽，於事無補，只有移往外科接受手術治療。中風已夠悲慘，又多挨了一刀，不僅耽誤復健的療程，消耗體力，更做了一個暫時性人工肛門（腹部造口），真的感嘆屋漏偏逢連夜雨。

肛門手術傷口癒合後，每週定期的復健又開始進行，分為物理治療和職能治療兩種療程。剛開始以為是醫院特設的兒童遊戲間，有如三歲小孩堆積木、把玩各種玩具，像耍猴子般戲弄老人家，心中又氣又想笑。經治療師的解說後，方才了解其目的係運用各種輔助用具，練習並增強無力的上、下肢彎曲／伸直的力量，預防功能之退化。

在醫院過農曆新年真不是滋味，能動的病人都由家屬接回家圍爐，看護也請兩天假返家，幸好家人於九天年假中輪流至醫院探視，並帶來應景年菜，想想眾多無法返鄉團聚的醫護人員，方才釋懷。

當護理人員通知近日內必須強制出院的訊息，實在喜憂參半。喜的是終於可以出院，唯腹部尚掛著造口，返家後無醫護人員照護，萬一發生突發狀況，豈不是遠水救不了近火，何況每週尚須兩、三天回院復健，此舉實在是折騰病人及家屬。經家屬與主治醫師溝通協調，仍然無效。我們當然了解醫療資源有限，病房一床難求，就像我當初送至急診室等待空床一樣，尚有好多比我更嚴重的患者急著住進病房。醫護人員一直強調這是健保局的規定，我們難以置喙。其實法令僅是規範小老百姓，假如我是富豪名流，譬如是郭董的爸爸或是阿「圓」的爺爺，我想醫院鐵定不會趕我出院，起碼等再施行手術將人工肛門復原，恢復從肛門排便後再行定奪。

在國泰醫院住了四個多月，終於出院返家。為了是否聘請外勞監護工照護，家人簡直傷透腦筋，醫師認為依我的狀況不可能簽核申請引進外勞，就算核准，自申請至外勞入境恐非半年不可，無法解決燃眉之急。目前同居者只有跟我一樣老邁的老婆和肢障的次女三人。返家後為了扶我如廁，三人經常跌跤，哭成一團，幸好沒發生意外或導致二次中風，否則又要送醫住院。直至醫院、衛生局及社會局的人員訪視時，介紹台北市政府衛生局「居家照護服務」措施，並經評估引介僱用「居家護理員」，依我的需求和病情，每週定期定時至家以輪椅推送至醫院復健迄今，我們只須負擔少部分的費用，其餘由政府補助。

這一年來，由「居家護理員」陪伴至醫院復健的過程，深深感受到此種措施比聘用外勞更適合我的病情和家庭狀況。使我留在自己所居住及熟悉的住所中得到妥善協助及服務，舒緩家人的照顧壓力和家庭關係的緊張。

經過這一年多來的折磨，在醫師的囑咐及家人的監督下，不得不改變以往的飲食、生活習慣。戒掉了幾十年的抽菸惡習，多吃蔬菜水果，每天固定量血壓，多喝水，最顯著的功效就是凸起的肚子已恢復平坦，不過減肥的代價實在太大了。

這期間返回醫院再度手術將腹部造口復原，恢復從肛門排便。至於復健部分，在國泰醫院總院復健科職能治療組龔宇聲治療師及物理治療組簡文仁治療師的悉心指導和訓練下，居家走動的輔助器具已由四腳固定助行器，偶爾改用單腳枴，比剛出院時進步甚多。

每逢星期假日，是我最感溫馨的一天。兒媳、長女及女婿、孫子女及曾孫等，均會返家聚餐、泡茶、聊天，可是一到下午四時以後，他們紛紛返回自己的家，我又要忍受六天的寂寥，除了和老伴鬥鬥嘴及練走外，只有電視、廣播、報紙陪我度過，期望星期日的來臨。

日復一日，年復一年，兒孫們已夠孝順了，莫再怨天尤人，在他們的關懷和鼓勵下，能拋開任何的助行器材，自行行走，深切期盼這一天的來臨。

陳福能　口述

謝秋和　代筆

國家圖書館出版品預行編目（CIP）資料

腦中風患者的居家照護／台灣省職能治療師公
　會主編；--初版.--臺北市：心理, 2008.07
　面；　公分.--（職能治療系列；91104）

　ISBN 978-986-191-162-5（平裝）

　1. 腦中風　　2. 居家照護服務

415.922　　97011152

職能治療系列 91104

腦中風患者的居家照護

主　　編：社團法人中華民國職能治療師公會全國聯合會
責任編輯：林怡倩
總 編 輯：林敬堯
發 行 人：洪有義
出 版 者：心理出版社股份有限公司
地　　址：台北市大安區和平東路一段 180 號 7 樓
電　　話：(02) 23671490
傳　　真：(02) 23671457
郵撥帳號：19293172 心理出版社股份有限公司
網　　址：http://www.psy.com.tw
電子信箱：psychoco@ms15.hinet.net
駐美代表：Lisa Wu（Tel: 973 546-5845）
排 版 者：辰皓國際出版製作有限公司
印 刷 者：辰皓國際出版製作有限公司
初版一刷：2008 年 7 月
初版二刷：2014 年 6 月
I S B N：978-986-191-162-5
定　　價：新台幣 220 元（含光碟）